高阶机器人脊柱外科手术学
——病例实战

Advanced Robotic Spine Surgery
A Case–Based Approach

主编　［美］迈克尔 Y. 王（Michael Y. Wang, MD）

　　　［美］威廉 J. 斯蒂尔 Ⅲ（William J. Steele III, MD）

　　　［美］帖木儿·乌拉科夫（Timur Urakov, MD）

主译　陈　雷　刘新宇　马万里　李玉才

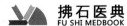

辽宁科学技术出版社
LIAONING SCIENCE AND TECHNOLOGY PUBLISHING HOUSE

拂石医典
FU SHI MEDBOOK

图书在版编目（CIP）数据

高阶机器人脊柱外科手术学 / (美) 迈克尔 Y. 王 (Michael Y. Wang)，(美) 威廉 J. 斯蒂尔 Ⅲ (William J. Steele Ⅲ)，(美) 帖木儿·乌拉科夫 (Timur Urakov) 主编；陈雷等主译. — 沈阳：辽宁科学技术出版社，2023.1

ISBN 978-7-5591-2796-9

Ⅰ. ①高… Ⅱ. ①迈… ②威… ③帖… ④陈… Ⅲ. ①机器人技术—应用—脊柱病—外科手术 Ⅳ. ① R681.5-39

中国版本图书馆 CIP 数据核字 (2022) 第 212958 号

First edition published in English under the title *Advanced Robotic Spine Surgery: A case-based approach*, 1st Edition/ ISBN 9780367522445/ Edited by Michael Y. Wang; William J. Steele III; Timur Urakov

© 2022 Taylor & Francis Group, LLC

Authorized translation from the English language edition published by CRC Press, a member of the Taylor & Francis Group, LLC

All Rights Reserved.

本书原版由 Taylor & Francis 出版集团旗下 CRC 出版公司出版，并经其授权翻译出版。版权所有，侵权必究。

Liaoning Science and Technology Publishing House Ltd. is authorized to publish and distribute exclusively the Chinese (Simplified Characters) language edition. This edition is authorized for sale throughout Mainland of China. No part of the publication may be reproduced or distributed by any means, or stored in a database or retrieval system, without the prior written permission of the publisher.

本书中文简体翻译版授权由辽宁科学技术出版社有限责任公司独家出版并仅限在中国大陆地区销售。未经出版者书面许可，不得以任何方式复制或发行本书的任何部分。

Copies of this book sold without a Taylor & Francis sticker on the cover are unauthorized and illegal. 本书封面贴有 Taylor & Francis 公司防伪标签，无标签者不得销售.

著作权登记号 06-2022-33

出版发行：辽宁科学技术出版社
　　　　　北京拂石医典图书有限公司
　　　　　地址：北京海淀区车公庄西路华通大厦 B 座 15 层
联系电话：010-57262361/024-23284376
E-mail：fushimedbook@163.com
印　刷　者：北京天恒嘉业印刷有限公司
经　销　者：各地新华书店

幅面尺寸：185mm×260mm
字　　数：318 千字　　　　　　印　　张：13.25
出版时间：2023 年 1 月第 1 版　　印刷时间：2023 年 1 月第 1 次印刷

责任编辑：李俊卿　　　　　　　　责任校对：梁晓洁
封面设计：潇　潇　　　　　　　　封面制作：潇　潇
版式设计：天地鹏博　　　　　　　责任印制：丁　艾

如有质量问题，请速与印务部联系　　联系电话：010-57262361

定　　价：118.00 元

翻译委员会

主　译　陈　雷　刘新宇　马万里　李玉才

副主译　邱宏伟　麻凤玉　马文庭　王连雷

　　　　郭　灿

原著序

当今时代机器人辅助技术在继续飞速发展。自 18 世纪工业革命以来，许多精密的工业领域机械化和现在的机器人技术相结合，旨在提高整体生产力和工作效率。在脊柱手术中，机器人辅助目前尚处于起步阶段，随着理念、产品和技术的不断发展，机器人在未来脊柱手术领域的价值将不可估量。

Wang 博士、Steele 博士和 Urakov 博士这本综合教材《高阶机器人脊柱外科手术学》通过具体病例实战分析对机器人辅助在脊柱外科领域的应用做了独特而重要的解读。这本书编者汇集了机器人技术开发人员、设计师和机器人辅助技术的佼佼者。本书展示了机器人辅助下从颅骨到骨盆每一种脊柱内固定植入的应用，对机器人辅助下的各种手术技术进行了全面和基于病例的详细描述，使脊柱外科医生能够掌握适应证、手术获益和面对技术挑战，最终对患者特定脊柱病变做出最佳治疗决策。

在这个机器人最新技术不断涌现的时代，本书通过一种简单易懂的基于病例的方式来展示机器人脊柱外科手术的最新技术，可谓是做了最为全面的尝试。机器人辅助手术作为一种赋能技术，其精确性、患者的安全性、脊柱内固定植入更好的结果和标准化方面的好处已经在文献中得到证实。随着机器人手术术前软件规划、人工智能和虚拟增强技术的加入，机器人辅助技术未来可能会改变脊柱手术的方式。

我们感谢 Wang 博士、Steele 博士和 Urakov 博士付出的时间、努力和专业知识，将思想领袖们的最佳观点整理成一部专著，供脊柱外科医生、研究员、住院医师、医学生、医疗保健从业人员阅读并了解机器人技术振奋人心的新应用。希望阅读本书的外科医生能够了解其中的益处和经验教训，并将其所学到的知识学以致用，并以这项技术为病人提供最佳的治疗。

J. Patrick Johnson, MD

Terrence T. Kim, MD

原著前言

在过去的五年里，机器人脊柱手术领域取得了巨大的进展。目前几种设备应用已被 FDA 批准，辅助外科医生进行复杂和微创脊柱手术，深受欢迎。在接下来的十年里，会有许多不同的机器人设备陆续投放市场，对于那些热衷于新技术的外科医生来说，意味着一个新时代的开始。

正是由于这种快速的变化，先进的机器人脊柱手术的案例研究已经不断地被精心记录下来。我们在进行机器人辅助手术的过程中，意识到当前机器人系统的使用在不同机构之间有着很大的差异，因此我们收集整理了一系列案例研究，以显示当今设备在不同机构中的应用。对于不熟悉机器人手术的人来说，机器人的应用似乎是相当有限的。然而，在专业的中心，我们已经确切体会到机器人辅助手术与传统手术方式的不同，机器人辅助可以让外科医生更准确地进行手术计划，定位解剖结构，并按照精心设计的方案执行。

机器人应用的前景广阔。在初步应用的基础上，我们预计下一代机器人将拥有更强大的功能。这可能包括避免对关键结构（如神经结构）造成损伤的传感能力，解剖或切除组织的能量输送系统，以及用于微创手术的微型化终端效应器。我们觉得与未来发展旅程的新阶段伴行很幸运，因为更安全、更有效、更高效的手术总是受欢迎的。

Michael Y. Wang, MD

William J. Steele III, MD

Timur Urakov, MD

译者序

近年来脊柱外科发展迅速，手术技术和理念日新月异，机器人导航技术与微创技术理念结合，使手术更趋向于智能化、微创化。机器人技术的应用可以缩短手术时间、住院时间，同时缩短医生的手术学习曲线，提高手术精准度，减少复杂解剖结构下的副损伤。《高阶机器人脊柱外科手术学》的出版，让脊柱外科专业人员有了新的工作方向。故而我们第一时间将其译成中文，呈现给专业人士共享，提供参考。

本书通过脊柱病例的展现，分享了不同类型机器人脊柱手术经验，对脊柱机器人手术前计划、手术步骤、并发症预防等方面的要点与难点进行了详细论述，书中配有大量精美插图、手术照片和影像学检查，旨在使读者理解掌握机器人脊柱手术的优势，以及为未来发展做进一步探索。

我们在翻译中本着忠实于原文又符合国内手术理念习惯来进行，但由于学识和经验水平有限，书中可能有纰漏或不当，敬请专家同仁不吝指教。

感谢参与本书翻译工作的译者和辽宁科学技术出版社各位编辑老师的帮助和辛勤付出！

山东省日照市人民医院　陈　雷

山东大学齐鲁医院　刘新宇

山东大学第二医院　马万里

上海交通大学医学院附属同仁医院　李玉才

2022 年 6 月

原著编委会

A. Karim Ahmed
Department of Neurosurgery
Johns Hopkins Hospital
Baltimore, Maryland

Brandon J. Allen
National Spine Health Foundation
Reston, Virginia

Kristopher Barberio
Medtronic Robotics Division
Minneapolis, Minnesota

Bryan Barnes
Georgia Neurological Surgery and
    Comprehensive Spine
Athens, Georgia

Venkat Boddapati
The Spine Hospital
New York-Presbyterian/Columbia University
    Irving Medical Center
New York, New York
and
Orthopedic Spine Fellow
Norton Leatherman Spine Center
Louisville, Kentucky

Grant Booher
Fort Worth Brain & Spine Institute, LLP
Forth Worth, Texas

John A. Buza III
Department of Spine Surgery Norton
Leatherman Spine Center
Louisville, Kentucky

Luis Daniel Diaz-Aguilar
Department of Neurosurgery
University of California San Diego School
    of Medicine
San Diego, California

Christopher R. Good
Spine Surgeon
President Virginia Spine Institute
Reston, Virginia

Jeffrey L. Gum
Adult and Pediatric Spine Surgeon
Norton Leatherman Spine Center
and
Assistant Clinical Professor
Department of Orthopaedic Surgery
University of Louisville
Louisville, Kentucky

Miles T. Guth
National Spine Health Foundation
Reston, Virginia

Colin M. Haines
Spine Surgeon
Director of Research
Virginia Spine Institute
Reston, Virginia

Allen L. Ho
Stanford University
Stanford, California

Ehsan Jazini
Virginia Spine Institute
Reston, Virginia

Siri Sahib S. Khalsa
Department of Neurosurgery
University of Michigan
Ann Arbor, Michigan

Stanley Kisinde
Texas Back Institute
Plano, Texas

Nathan Lee
The Spine Hospital
New York-Presbyterian/Columbia University
    Irving Medical Center
New York, New York

Ronald A. Lehman
Columbia University Medical Centre
New York, New York

Yingda Li
Neurosurgeon
Westmead Hospital
Sydney, Australia

Isador H. Lieberman
Texas Back Institute
Plano, Texas

Ann Liu
Department of Neurosurgery
Johns Hopkins Hospital
Baltimore, Maryland

Joseph Lombardi
The Spine Hospital
New York-Presbyterian/Columbia
University Irving Medical Center
New York, New York

Nataniel J. Mandelberg
Department of Neurosurgery
Johns Hopkins Hospital
Baltimore, Maryland

Justin Mathew
The Spine Hospital
New York-Presbyterian/Columbia University
    Irving Medical Centre
New York, New York

Giacomo Pacchiarotti
Orthopaedic and Traumatology Resident
University of Rome La Sapienza
Rome, Italy
and
OrthoIndy
Indianapolis, Indiana

Paul Park
Department of Neurosurgery
University of Michigan
Ann Arbor, Michigan
and
OrthoIndy
Indianapolis, Indiana

Martin H. Pham
Department of Neurosurgery
University of California
San Diego, California

Gregory T. Poulter
OrthoIndy
Indianapolis, Indiana

Andre D. Sabet
Virginia Spine Institute
Reston, Virginia

Ronald Sahyouni
Department of Neurosurgery
University of California San Diego School
    of Medicine
San Diego, California

Shane Shahrestani
USC-Caltech MD/PhD Program
Medical Engineering PhD Candidate

Martin N. Stienen
Attending Neurosurgeon
Director of Spine Program
Department of Neurosurgery
Kantonsspital St. Gallen
St. Gallen, Switzerland

Nicholas Theodore
Department of Neurosurgery
Donlin M. Long Professor of Neurosurgery
Director, Orthopaedics & Biomedical
    Engineering
Co-Director, Neurosurgical Spine Program
Carnegie Center for Surgical Innovation
Johns Hopkins University
Baltimore, Maryland

Evan J. Trapana
Department of Neurosurgery
University of Miami
Miami, Florida

Arnold B. Vardiman
Neurosurgical Associates of San Antonio, PA
and
Texas Neurosciences Institute
and
Director, Restorative Neurosurgery
Methodist Hospital
and
Fort Worth Brain & Spine Institute
Fort Worth, Texas

Anand Veeravagu
Department of Neurosurgery
Stanford University Hospital and Clinics
Stanford, California

Lipeng Yu
Associate Professor of Surgery
The First Affiliated Hospital of Nanjing
    Medical University
Nanjing, China

Alex M. Zhu
Department of Neurosurgery
Johns Hopkins Hospital
Baltimore, Maryland

目录

病例 1： 皮质骨螺钉固定 ·· 1

病例 2： 骶 2 骨翼 – 髂骨螺钉翻修长节段手术 ······················ 15

病例 3： 机器人辅助内镜 TLIF ···································· 23

病例 4： 实时图像引导机器人辅助治疗胸腰椎创伤后不稳 ·············· 31

病例 5： 同一体位前后路手术 ····································· 37

病例 6： 脊柱机器人在经皮长节段胸椎内固定术中的应用 ·············· 49

病例 7： 机器人骶骨骨盆固定翻修骶髂关节融合 ····················· 73

病例 8： 成人特发性脊柱侧弯 ····································· 83

病例 9： 复杂的胸腰段脊柱畸形手术 ······························· 91

病例 10： 颈椎后路内固定 ··· 101

病例 11： 肥胖病人机器人辅助下的 MIS TLIF ······················ 117

病例 12： 骨盆高度倾斜的腰椎滑脱症腰骶关节融合内固定 ············· 123

病例 13： 门诊机器人辅助下 MIS TLIF 手术 ························ 131

病例 14： 机器人辅助椎板切除椎管减压术 ·························· 137

病例 15： 胸椎旁神经鞘瘤切除术 ·································· 145

病例 16： 机器人辅助下微创手术治疗退变性脊柱侧凸 ················ 153

病例 17： 机器人辅助下行 C1 ～ C2 椎弓根螺钉固定 ················· 169

病例 18： 可穿戴设备加强脊柱机器人手术通讯与流程 ················ 179

病例 19： 经 L5 ～ S1 椎间隙轴位融合和 S2AI 螺钉内固定治疗 GII 型腰椎滑脱 ··· 187

病例 1：皮质骨螺钉固定 *

John A. Buza Ⅲ, MD, MS and Jeffrey L. Gum, MD

病例介绍

现病史

患者，女性，56 岁，无既往病史，主诉为腰背部痛伴左下肢放射性疼痛。疼痛起始于下腰部，向左大腿后放射，止于膝关节后侧。患者主诉疼痛 50% 来自背部，50% 来自腿部。症状自 10 年前开始出现，站立、行走和受凉之后加重，不伴有麻木感和刺痛感。患者自觉没有肌力减弱。以前接受过药物治疗、物理治疗和硬膜外注射，但没有接受过手术治疗。患者每 4 个月都要接受几次硬膜外注射，每次症状缓解一个月。无糖尿病史。无吸烟。

体格检查

- 身高 5 英尺 3.58 英寸（1.615m），体重 174 磅（78.9kg），BMI 30.26kg/m^2。
- 清醒警觉，定向 ×3。无急性痛苦面容，相貌与年龄相符。
- 整体矢状面和冠状面平衡在正常范围内。
- 背部皮肤健康，没有皮疹、损伤或手术疤痕。
- 因为疼痛和僵硬，腰椎活动受限。
- 双侧下肢关节活动度范围正常，伴疼痛轻微增加。
- 双侧无明显的髋、膝或踝关节病变。
- 右下肢肌力、肌张力正常。
- 除左下肢踇长伸肌（EHL）肌力为 4/5 外，余肌力、肌张力正常。
- 双下肢对轻触的感觉灵敏。
- 下肢反射正常且对称，没有锥体束征（Babinski 征或阵挛）。
- 下肢血运良好，无深静脉血栓迹象。

---

* 与本章相关的视频内容可在 "https://www.routledge.com/Advanced-Robotic-Spine-Surgery-A-case-based-approach/Wang-Steele-III-Urakov/p/book/9780367533830" 下 "Supporting Materials" 中找到

影像学检查

- 站立位腰椎正侧位 X 线片显示 L4 ～ L5 椎体Ⅱ度滑脱 18mm（图 1.1）。
- 无强化 MRI 显示腰椎 L4 ～ L5 椎体Ⅰ度滑脱，导致中央椎管和椎管（侧隐窝）中度至重度狭窄（图 1.2）。

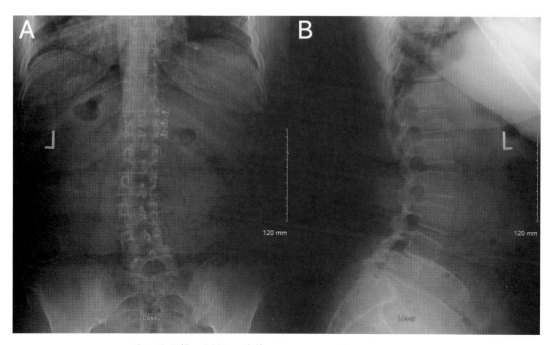

图 1.1 　站立位腰椎正侧位 X 线片显示 L4 ～ L5 椎体Ⅱ度滑脱 18mm。

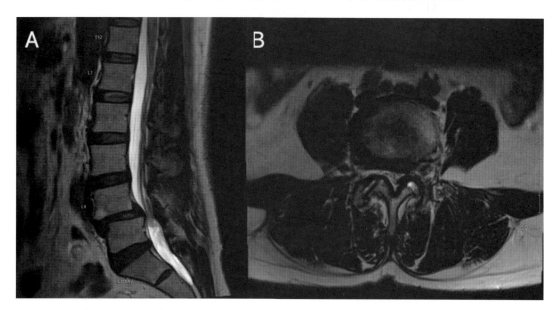

图 1.2 　无强化 MRI 显示腰椎 L4 ～ L5 椎体滑脱 1 ～ 2 度，导致中度至重度中央椎管和侧隐窝狭窄。

该病例的主要手术难点

- 患者的身体状况
- Ⅱ度椎体滑脱
- 严重的中央椎管和侧隐窝狭窄

该病例使用机器人技术的依据

我们选择使用机器人辅助的皮质骨螺钉（RA-CBT）内固定的主要原因是，通过使用微创方法可以准确并可重复地进行后路内固定。现已证实机器人辅助椎弓根螺钉植入准确度高，文献报道使用 Gertzbein-Robbins 分级系统的准确率在 97% ～ 99%[1-7]。机器人辅助手术可以对螺钉直径、螺钉长度、螺钉方向和螺钉汇聚进行精确的术前规划，以减小螺钉经皮时的切口长度。此外，虽然关于机器人的研究很少，但只需要学习 15 ～ 30 例便可掌握机器人辅助椎弓根螺钉植入技术，学习曲线相对较短[1,8-10]。对于大多数有传统或透视辅助椎弓根螺钉植入经验的脊柱外科医生，很快便能学会机器人辅助椎弓根螺钉植入技术。

虽然机器人辅助也可以放置传统的椎弓根螺钉，但使用皮质骨（CBT）螺钉有几个优点。CBT 螺钉选用内下侧作为进入点，钉道更偏外上方向，这样来放置内固定的切口更小仍然能够显示具有骨界面的通道、器械或螺钉。此外，也有助于直视减压操作。而且软组织剥离仅限于关节峡部，不需要向外侧过度牵开。与传统的椎弓根螺钉轨迹相比，CBT 螺钉的抗拔出力更大和扭矩更高[11-13]。最后一点，临床结果研究表明，对因退行性疾病接受后路腰椎融合术的患者，与常规手术相比接受 CBT 置钉的患者疼痛、功能和残疾评分相似，但并发症更低[14,15]。

我们认为 RA-CBT 的适应证与传统椎弓根螺钉后路固定在腰椎退行性疾病中相似。RA-CBT 最适合于无严重畸形的一或两个节段的手术，可使用或不使用前方、侧方或后路椎间融合。虽然适应证可能会扩大到更长的节段（＞三个节段）和多个节段脊柱侧凸或脊柱后凸矫正手术，但我们不建议在学习曲线的早期尝试这些病例。RA-CBT 的相对禁忌证包括峡部过小或偏内侧、先天性椎弓根过小。绝对禁忌证包括继发于广泛减压后皮质骨缺失、峡部缺损或医源性骨折。

手术步骤

1. 术前规划

2. 手术间的布置

3. 安装机器人臂

4. 切开和暴露

5. 连接患者和机械臂

6. 注册

7. 建立皮质骨通道

8. 攻丝和植入螺钉

机器人规划和手术实施的技术方面

1. 术前规划

- 需要进行 CT 扫描，包括术前（CT 到 X 线）或术中（扫描和计划）。
- 我们更倾向于术前行 CT 扫描，避免因术中进行计划而延长手术时间。
- 我们在术前进行手术计划确定螺钉的钉道轨迹、直径和长度。
- 我们使用皮质骨螺钉钉道路径，进针点更偏内侧，钉道向前方分散，以减小皮肤切口，尽量做到微创。
- 在计划时，冠状面上钉尾排列成直线，矢状面上，螺钉分开，植入路径在皮肤上汇合，以减少切口长度。
- 上位固定椎体（UIV）或大多数头侧螺钉入点选择近端关节突偏远峡部，必须避免小关节突损伤，减少相邻节段破坏。
- 下位固定椎体（LIV）或中间椎体的螺钉可以通过关节突（准备后），以最小化切口，并获得更有利的矢状面轨迹。

2. 手术间布置

- 患者在透 X 线的手术床上取俯卧或侧卧位（其他章节讨论单一体位手术）。
- 手放在头部上方，以免手臂干扰图像采集。
- 手术床如果没有床轨，则必须将床轨连接到手术床上，再将病人转移到手术床上。
- 机器人底座应放置在手术台的尾侧。
- C 臂应从无菌区域的对侧放置。

3. 安装机器人臂

- 机械臂可以根据外科医生的偏好放置在任何一侧，但我们更喜欢将它安装在病人右侧的床尾（俯卧时）（图 1.3）。

- 摆好手术床上病人体位后，机器人臂铺单也很重要。

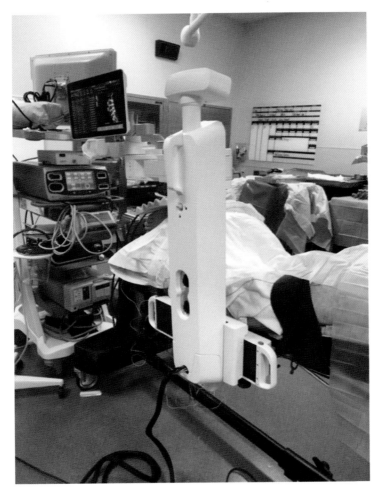

图 1.3　在手术床上安装机器人手臂。

4. 切口和暴露

- 用定位针定位手术部位，拍侧位 X 线片，以尽量减小皮肤切口（图 1.4）。

- 对于单节段融合，我们通常以要融合间隙为中心做一个 2.5cm 切口。

- 仔细进行骨膜下剥离，去除椎板和置钉点上所有肌肉和软组织，并保留上方关节突关节囊，这很重要。

- 对于一到两个节段的融合，我们使用宽叶片的 McCulloch 牵开器，牵开器机架放在与机器人手臂相对的一侧（头侧）。

- 我们将所有明显不均匀的表面修整，如肥大的关节突，以尽量减少置钉滑移。

- 早期采用这种直视手术是非常有利的，它可以让外科医生信任该机器人系统。

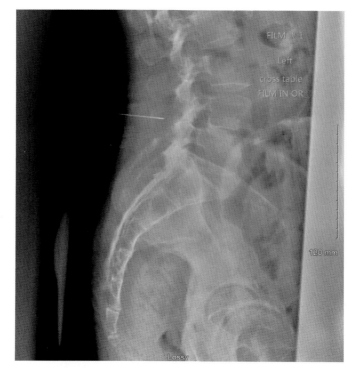

图 1.4　用定位针定位手术部位，拍摄侧位片以尽量减小皮肤切口。

5. 将病人固定连接到机器人臂上

- Schanz 针是我们在皮质骨螺钉植入中最常用和首选的技术。

- 为了放置 Schanz 针，在髂后上棘（PSIS）上戳一个切口。

- Schanz 针直接钉入髂后上棘（图 1.5a）。

- 我们更倾向于拧入 Schanz 针后转动；当整个患者跟随 Schanz 针移动时，就认为是稳定的（图 1.5b）。

- 在插入 Schanz 针后，我们更倾向于使用 Schanz 螺纹球形适配器（图 1.5c）。

- 我们再次拨动系统，确认患者、床和机器人系统都作为一个整体移动，以尽量减少滑移（图 1.5d）。

6. 注册

- 我们更喜欢使用"CT 到透视"的工作流程，这是最常用的。

- Mazor XSE 摄像头必须首先进行 3D 扫描，以确定外科医生的工作区域，称为"禁飞区"扫描（图 1.6）。

- 在开始"禁飞区"扫描之前，重要的是要确保无菌套袖紧贴在手术手臂上，以免遮挡摄像，并将蓝色巾单放在手术伤口上，移除灯光。

- 在这次扫描之后，外科医生通过一个导航探针在手术切口的头尾侧边界来确定操作区域（图 1.7）。

- 接下来，拍正侧位和斜位片使用 3D 标记物进行注册，理想情况下，该标记物应该位于透视配准图像的中间（图 1.8a–b）。

- 注册后，外科医生在激活机械臂之前执行必须验证过程。

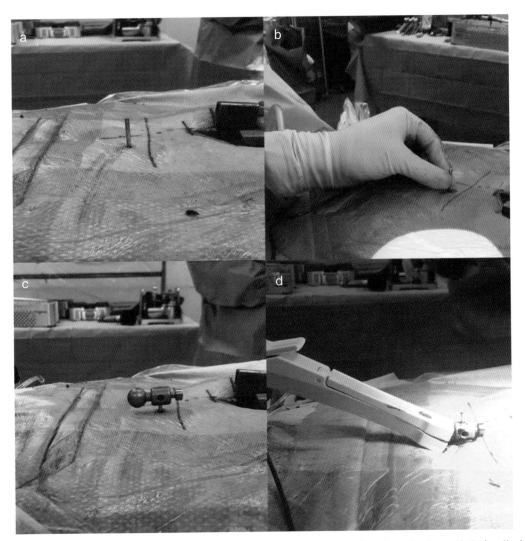

图 1.5 （a）Schanz 针直接钉入髂后上棘。（b）旋转 Schanz 针，直到整个患者随着针移动；此时，认为针已经稳定放置。 （c） 连接 Schanz 针螺纹球适配器。（d）机器人系统连接到 Schanz 螺纹球适配器。

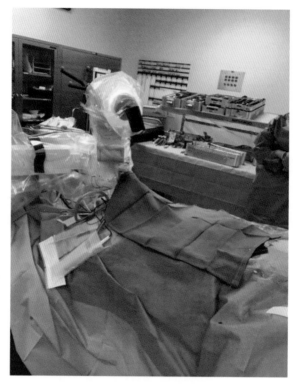

图 1.6 3D 扫描确定手术医生的工作区域，称为"禁飞区"扫描。

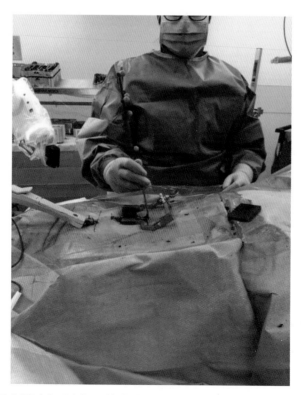

图 1.7 外科医生通过在手术切口的头尾侧边界放置一个导航探针来定义工作区域。

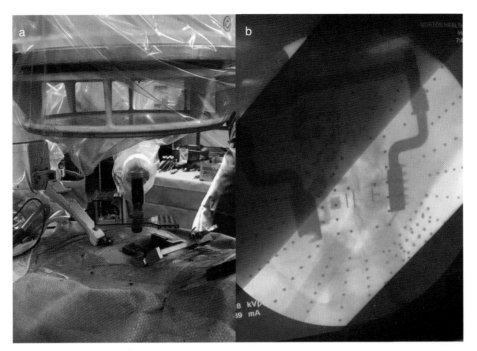

图 1.8 （a）使用三维标记获得的 AP 图像进行注册。（b）理想情况下，应该位于透视注册图像中间。

7. 皮质骨工作套管植入

- 外科医生在目标节段上选择规划的路径，激活机器人臂。

- 手术机械臂移动就位后完全停止，并发出声音。

- 一旦机器人机械臂就位，植入长度适当的工作套管。

- 在每个阶段评估计划螺钉轨迹非常重要；一旦怀疑不准确，术者应该验证系统准确性。可以通过将导航器械放置在已知的解剖部位上，或将探头放入机械臂导向来确定。

- 插入钻头导向，导向末端的齿轻轻接触并固定到位，减少打滑风险（图 1.9a）。

- 钻头导向固定后，可将大小合适的钻头放入钻头导向中，这一步应该顺滑且无阻力。

- 然后使用限深保护钻头推进至 30mm 的深度（图 1.9b）。

8. 攻丝和放置螺钉

- 如果术者需要攻丝，应取出内套管，留下外套管。

- 通过外套管进行攻丝。

- 放置适当规格的螺钉（图 1.9c）。

- 为了在这些步骤中检测到滑移，我们建议外科医生注意观察手臂末端（EE）。

即便它只偏移很小一点，也有可能产生很大滑移或者轴向偏离。此外，系统不应受到软组织压力。

- 重要的是无论使用什么工具，不要过度用力，否则有可能会导致钉道的滑移。

- 当螺钉起子脱离螺钉并向外拔出时可进行内部的检测，如果 EE 平移或滑动而且需要很大力气来移动时，螺钉的方向很可能偏移了轨迹。

- 放置好所有螺钉，移除机器人机械臂。

- 取出 Schanz 针，用 2-0 可吸收缝线和皮肤胶闭合切口。

- 手术结束时拍 X 线片来评估螺钉位置是否满意，并确保达到手术目的。

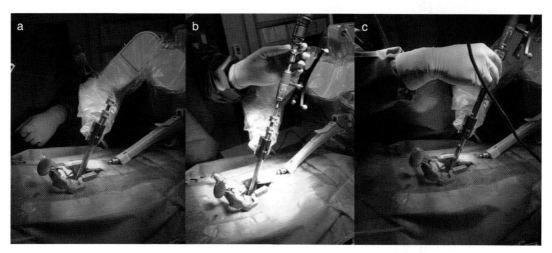

图 1.9 （a）将钻头导向器末端的尖齿轻轻固定到位。（b）钻头深入骨深 30mm。（c）攻丝后，可放置适当大小的螺钉。

关键技术要点

- RA-CBT 以微创方式进行后路腰椎内固定，是一种准确并且可重复性非常高的技术。

- 应用 RA-CBT，术者可以直视操作通道和内固定骨表面，减少误差，并直接在直视下减压。

- 我们更倾向于在术前进行 CT 扫描用于手术规划，以减少手术规划占用手术时间。

- 在进行手术计划时，螺钉分散植入方式可有助于减小皮肤切口。

- 头端椎体置钉过程中应避免损伤小关节，以防止邻近节段退变（ASD）的发生。
- 在连接到机器人机械臂后，术者应拨动 Schanz 针和 Schanz 螺纹适配器，以确保机械臂和患者之间连接牢固。
- 放置工作套管、攻丝和放置螺钉时，应保证没有过度的力或外部软组织压力，以尽量减少置钉轨迹滑移风险。

避免并发症的要点和技巧

- 如果刚刚接触机器人手术，建议从简单的病例开始。
- 在每个步骤评估螺钉轨迹是否与原计划一致非常重要；如果怀疑位置不准确，术者可以将导航器械放置在已知的解剖结构上，或将笔式探头放入机械臂导向上来验证系统准确性。
- 无论使用何种工具，都不要过度用力。
- 在 CBT 螺钉放置过程中会出现两个主要的错误。第一个错误通常被称为"移位"，是 MXSE 系统相对于患者的位置发生变化。这可能发生在许多阶段，可能是由于患者倾斜或在透视过程中出现碰撞，但通过患者和系统之间的坚固连接，大多数可以解决。
- 在椎弓根螺钉置入过程中可能发生的第二个主要错误被称为"滑移"。这通常是因为放置套管、钻头、攻丝或导向器的时候，向下作用力导致器械相对于其骨标志点改变位置。提前处理不平整的骨表面，不对操作器械过度用力，可以最大程度避免这种情况。
- 与传统的徒手椎弓根螺钉置入类似，术者应使用球形探针触探椎弓根螺钉钉道的所有骨面，以确保安全准确置入椎弓根螺钉。
- 最后，术中应拍摄 X 线片来评估螺钉放置是否满意，并确保达到手术目的。

怎么能做得更好呢

- 我们的患者接受了 L4 ~ L5 的 RA-CBT 螺钉固定椎间融合。术后站立位 X 线片显示 2 度椎体滑脱部分复位，双侧椎间孔高度恢复（图 1.10）。在最近的随访中，她的背部疼痛有显著改善，腿部疼痛完全缓解。

- 虽然我们在这个病例中选择了后入路腰椎间融合，RA-CBT 同样也可以用于前、斜或侧方椎间融合后固定。

- RA-CBT 可以经皮置入，我们不建议医生早期使用机器人阶段选择经皮手术。

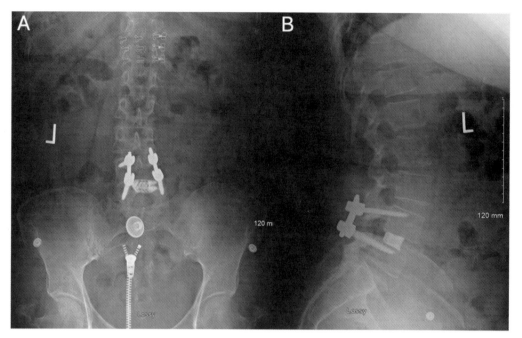

图 1.10　术后站立位 X 线片显示 2 度椎体滑脱部分复位，椎间孔高度恢复。

参考文献

1. Hu, X, DD Ohnmeiss, and IH Lieberman, Robotic-assisted pedicle screw placement: lessons learned from the first 102 patients. Eur Spine J. 2013;22（3）:661-6.

2. Tsai, TH, et al., A retrospective study to validate an intraoperative robotic classification system for assessing the accuracy of Kirschner wire（K-wire）placements with postopera- tive computed tomography classification system for assessing the accuracy of pedicle screw placements. Medicine（Baltimore）. 2016;95（38）:e4834.

3. Kuo, KL, et al., Assessing the intraoperative accuracy of pedicle screw placement by using a bone-mounted miniature robot system through secondary registration. PLoS ONE. 2016; 11（4）: e0153235.

4. Keric, N, et al., Evaluation of robot-guided minimally invasive implantation of 2067 pedi- cle screws. Neurosurg Focus. 2017;42（5）:E11.

5. Kim, HJ, et al., A prospective, randomized, controlled trial of robot-assisted vs freehand pedicle screw fixation in spine surgery. Int J Med Robot. 2017;13:3.

6. van Dijk, JD, et al., Clinical pedicle screw accuracy and deviation from planning in robot-guided spine surgery: robot-guided pedicle screw accuracy. Spine（Phila Pa 1976）. 2015;40（17）:E986-91.

7. Devito, DP, et al., Clinical acceptance and accuracy assessment of spinal implants guided with SpineAssist surgical robot: retrospective study. Spine（Phila Pa 1976）. 2010;35（24）:2109-15.

8. Schatlo, B, et al., Unskilled unawareness and the learning curve in robotic spine surgery.Acta Neurochir（Wien）. 2015;157（10）:1819−23; discussion 1823.

9. Hyun, SJ, et al., Minimally invasive robotic versus open fluoroscopic−guided spinal instru− mented fusions: a randomized controlled trial. Spine（Phila Pa 1976）. 2017;42（6）:353−8.

10.Schatlo, B, et al., Safety and accuracy of robot−assisted versus fluoroscopy−guided pedicle screw insertion for degenerative diseases of the lumbar spine: a matched cohort compari− son. J Neurosurg Spine. 2014;20（6）:636−43.

11.Baluch, DA, et al., Effect of physiological loads on cortical and traditional pedicle screw fixation. Spine（Phila Pa 1976）. 2014;39（22）:E1297−302.

12.Perez−Orribo, L, et al., Biomechanics of lumbar cortical screw−rod fixation versus ped− icle screw−rod fixation with and without interbody support. Spine（Phila Pa 1976）. 2013;38（8）:635−41.

13.Matsukawa, K, et al., In vivo analysis of insertional torque during pedicle screwing using cortical bone trajectory technique. Spine（Phila Pa 1976）. 2014;39（4）:E240−5.

14.Keorochana, G, et al., Comparative outcomes of cortical screw trajectory fixation and ped− icle screw fixation in lumbar spinal fusion: systematic review and meta−analysis. World Neurosurg. 2017;102:340−9.

15.Phan, K, et al., Cortical bone trajectory for lumbar pedicle screw placement: a review of published reports. Orthop Surg. 2015;7（3）:213−21.

病例 2：骶 2 骨翼 – 髂骨螺钉翻修长节段手术

Luis Daniel Diaz-Aguilar, MD, Ronald Sahyouni, MD, PhD, Shane Shahrestani, MS, and Martin H. Pham, MD

病例介绍

患者，男性，71岁，既往有 T4 至骨盆的后路脊柱融合手术史，主诉顽固性腰痛和右侧 S1 神经根症状。由于切口慢性感染，在外院行翻修清创，后路脊柱融合变得更加复杂。他既往有明显的类风湿性关节炎病史。不吸烟，也未使用镇痛性药物来镇痛。

体格检查：右侧髂腰肌、胫骨前肌、踇长伸肌肌力和足踇屈肌力均为 4/5 级。右小腿后到足跟感觉下降，下肢其余肌力感觉正常。背部切口愈合良好，切口旁有个经皮引流管。

神经影像学检查显示腰骶髂交界处有假关节，双侧骶骨 S1 螺钉和左髂骨螺钉周围有透亮影（图 2.1）。这些检查结果被认为是患者出现 S1 神经根症状和背部疼痛的原因。患者同意手术治疗，手术计划取出骶髂内固定，并通过导航脊柱机器人辅助进行双侧 S2 骶骨翼 – 髂骨螺钉（S2AI）内固定进行骨盆固定。手术的目的是缓解神经根症状，促进骨融合，减轻背部疼痛，提高患者生活质量。

关键技术难点

- 融合失败和内固定不良的风险。
- 新的机器人技术学习曲线陡峭。
- 机器人技术的入门成本高。
- 机器人技术与非机器人手术方法至少应相同或者更好。

手术理念

本病例术中使用机器人技术是因为该病例比较复杂，需要手术翻修精确和 S2AI 螺钉精确置入。两个 S1 螺钉都需要移除，患者远端骨盆钉是否牢固，取决于 S2 骶骨髂骨螺钉要做到既避免进入之前的髂骨钉道，也要有好的把持力。

15

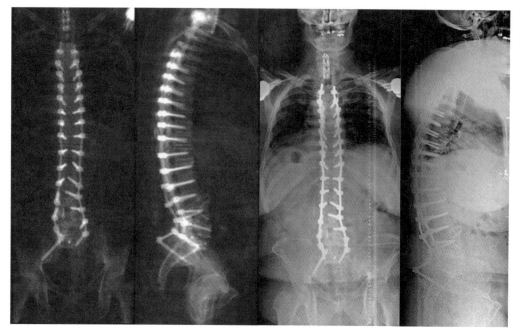

图 2.1　（左）术前正侧位 CT 扫描；（右）术前正侧位 X 线扫描。

　　以往研究表明，正确使用机器人技术是可行和准确的，并且可使需要翻修的患者的手术实施变得更简单[1]。具体来说，螺钉置入阶段可视化和手术规划使机器人手术成为该病例的首选。另外，导航机器人预先规划可以优化螺钉的长度、直径、钉道轨迹，特别是相关内固定的轨迹。

手术步骤

- 术前用软件规划螺钉置入。

- 病人俯卧位于 Jackson 手术床，双臂向上。

- 连接机器人平台到手术床。

- 常规暴露，去除前次植入物。

- 将机器人平台与病人连接。

- 光学扫描，导航注册，C 臂透视注册。

- 导航机器人辅助下置入螺钉。

- X 线透视确认。

- 常规放置连接棒。

- 常规关闭切口。

患者插管后，取俯卧位于 Jackson 手术，患者双臂朝向头端放置。连接 Mazor X Stealth Edition 机器人平台（Medtronic, Minneapolis, MN）到床架上（图 2.2）。随后常规暴露，取出植入物。进行光学扫描、导航注册和 C 臂透视注册。然后，在导航机器人辅助下，使用一系列套管、钻头导向、螺钉起子，螺钉起子可经机械臂末端执行器使用。理想的置钉点、轨迹和全部内固定对线确定，都是基于软件术前规划确定(图 2.3)。

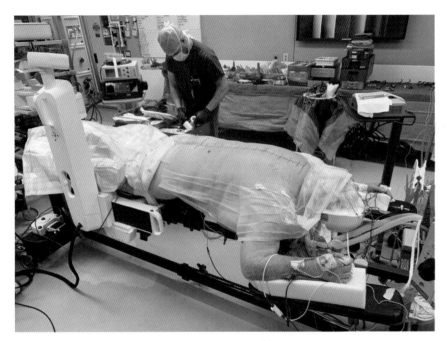

图 2.2　病人长节段翻修体位和 S2AI 螺钉内固定。

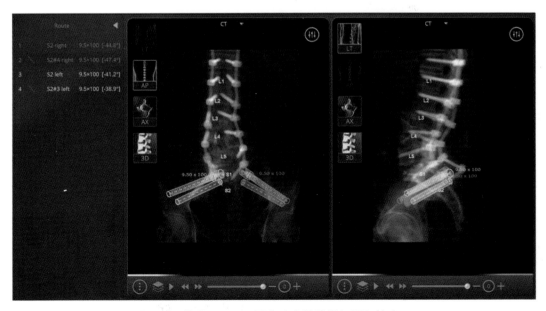

图 2.3　使用 MazorX 平台确定最佳螺钉置入轨迹。

17

虽然 S2AI 螺钉徒手置钉的技术已经成熟，但机器人手臂刚性导向可以减少植入时的技术误差，对术中透视或解剖不太熟悉的手术医生来说，减少了置钉难度。患者需要放置双侧 S2AI 螺钉，减少"故障排除"和实时轨迹决策，也减少了定位错误和差错发生的可能性，并使得该手术步骤简单流畅（图 2.4）。在机器人的辅助下，本病例毫无困难就可以双侧置入 9.5mm×100mm S2AI 螺钉。

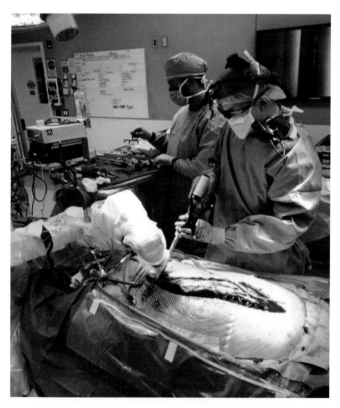

图 2.4　使用 MazorX 机器人辅助导向置入螺钉。

　　患者之前的手术仅对长节段畸形髂骨单一点固定和矫形，使用的单一螺钉相当短，没有穿过或靠近坐骨切迹。理想的固定采用髂骨螺钉，有足够的长度穿过坐骨切迹的上部，此处骨密度高，螺钉把持力可以更好。S2AI 螺钉在骶髂关节穿越皮质骨，比传统放置的髂骨螺钉可提供更大的把持力。

　　置入螺钉后，透视以确定其位置正确。避开坐骨切迹，螺钉与皮质骨接触，以确保最佳的拔出力强度。放置连接棒，拧紧顶丝固定，常规闭合伤口（图 2.5）。

　　患者于术后第 2 天开始活动，右侧 S1 神经根症状和深部骨性疼痛明显缓解。术后影像学检查显示 S2AI 螺钉放置良好（图 2.6 和 2.7）。患者于术后第 6 天出院。在最后 8 周的随访中，深层假关节疼痛长期缓解，临床改善。术后 X 线及 CT 影像显示双侧 S2 骶骨翼 - 髂螺钉位置良好，达到术前计划较好的预测效果。

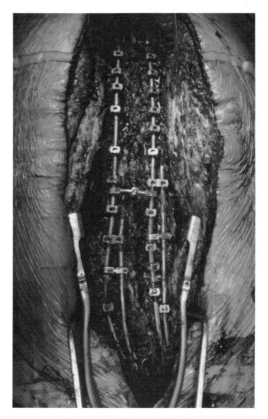

图 2.5　术中内固定完成。

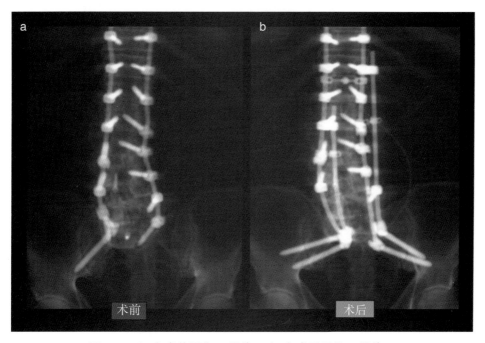

图 2.6　（a）术前正位 X 线片。（b）术后正位 X 线片。

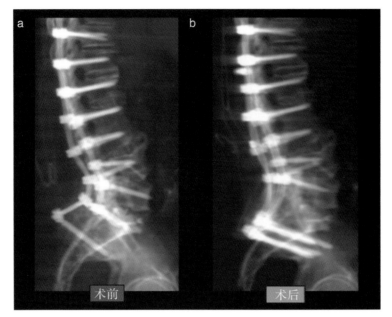

图 2.7 （a）术前侧位 X 线片。（b）术后侧位 X 线片。

避免并发症的要点和技巧

- 当预先规划 S2AI 螺丝时，确保其与整个内固定在一条直线上，以便在放置或排列连接棒时不会出现问题。
- 应使用两个系列攻丝连续穿过骶髂关节，准备 S2AI 螺钉通道。可以用一个长的螺钉起子置入机器人手臂末端完成螺钉置入。
- 术中 X 线摄片确认 S2AI 螺钉的位置合适，然后断开机器人平台连接，否则需要重复注册。

关键技术要点

- S2AI 螺钉可以实现长节段内固定的远端固定，特别是在使用骶骨或标准髂骨置钉通道的翻修手术。
- 置入 S2AI 螺钉可以使用多种技术：徒手、透视和导航引导。机器人置钉可以预先精确规划钉道并合理流程。可以进行更困难的手术操作，如本例所示髂骨翻修置入 S2AI 螺钉。
- 脊柱机器人辅助技术是目前外科技术的补充，旨在提高准确性、精度和可重复性。

怎么才能做得更好

- 骨表面的软组织应完全去除，用钻将进针点处骨磨平，以确保套管和导向钻头紧贴骨面，没有任何偏转。

- 机器人机械臂应尽可能靠近患者，使到目标的距离尽可能小，减少误差。

参考文献

1. Hu, X, and Lieberman, IH. Robotic-guided sacro-pelvic fixation using S2 alar-iliac screws: feasibility and accuracy. Eur Spine J. 2016;26（3）:720-5. doi:10.1007/s00586-016-4639-5

病例 3：机器人辅助内镜 TLIF

Michael Y. Wang, MD

病例介绍

　　患者，女性，79 岁，主诉为顽固性的背部和右腿疼痛。腿痛沿坐骨神经分布。曾经接受过所有的保守治疗措施，但均无效，其中包括物理治疗、口服非甾体抗炎药和硬膜外注射。共进行了 6 次 L4/5 硬膜外注射，每次注射只能暂时缓解腿部疼痛，现在症状缓解只能一周左右。背部疼痛评分为 7 分，腿部疼痛评分为 6 分（满分均为 10 分），而且疼痛随着步行而加重，行走两个街区需要停下休息，疼痛范围如图 3.1 所示。她以前从未接受脊柱手术，而且对手术干预非常抵触。

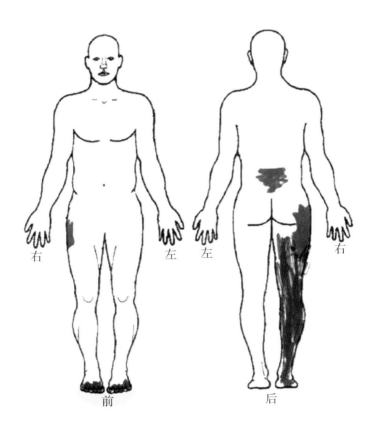

图 3.1　患者的疼痛部位分布图。

既往史无特殊。无吸烟及使用麻醉药品史。右下肢直腿抬高试验 60° 阳性，其余体格检查正常。

影像学检查：MRI 和站立 X 线片（图 3.2）显示患者有活动性腰椎滑脱，这可能是她疼痛症状和活动能力缺乏的主要原因。病人同意做手术，但她也很有主见，生病之前，她非常活跃。有一半的时间在海外，喜欢参加剧烈的户外活动。因此，她想选择微创手术方式来缓解疼痛。

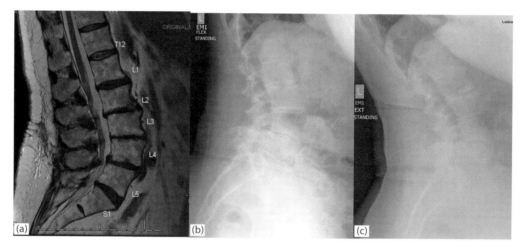

图 3.2　（a）矢状面 T_2 加权 MRI 扫描。（b 和 c）过屈过伸位腰椎 X 线片。

关键技术难点

- 和同龄人一样，该病人期望值很高，可能很难满足。
- 必须进行神经减压（直接或间接）。
- 在融合中进行脊柱前凸的重新调整和维持是最基本的。
- 螺钉轨迹的规划。
- 微创手术必须解决并达到所有主要的手术目的，同时尽量减少对软组织的破坏。

手术理念

采用高科技方法可以满足本病例的难度挑战。虽然脊椎滑脱手术的临床结果通常相当好，但以更低的风险达到疗效仍然是一个挑战。对这位患者来说，使用脊柱机器人有几个优点。使用脊柱机器人辅助经皮置入椎弓根螺钉安全有效，并被广泛接受为脊柱机器人适应证。再有，通过特定通道间隙，诸如 Kambin 三角等入路，使用于机器人技术应该会更容易操控。对于本病例来说，利用机器人精确和准确的钉道定位能力可能会使病人受益。

手术步骤

- Jackson 手术床上患者取俯卧位，尽量前凸。

- 连接机器人与病人和床架。

- 使用 O 臂采集高分辨率图像进行注册。

- 规划螺钉的钉道。

- 规划到 Kambin 三角的路径。

- 使用机器人经皮置入克氏针以准备椎弓根螺钉钉道。

- 通过电生理监测，机器人靶向椎间孔外侧通道。

- 内镜下进行出口神经根 / 走行神经根减压。

- 放置生物制剂植骨和可扩张椎间融合器。

- 经皮通过克氏针置入椎弓根螺钉。

- 放置连接棒并拧紧固定。

- X 线透视确认。

- 闭合皮肤。

气管插管后，在 Jackson 手术床进行患者摆位，连接 Mazor X + STEALTH 版机器人（Medtronic, Minneapolis, MN）并进行注册。我们采用术中"扫描和计划"方法，这样术前就不需要进行 CT 扫描。这包括在手术过程中获取 O 型臂成像（图 3.3）。虽然这延长了手术时间，不需要在手术前进行手术计划，避免了术前使用 CT 成像。对于短节段手术来说，这是一种有效的方法。

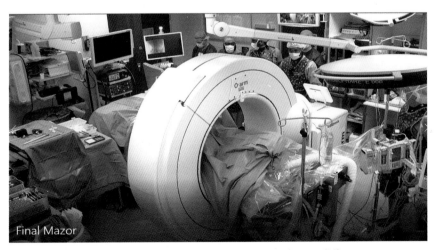

图 3.3　针对靶向椎弓根和 Kambin 三角 CT 成像。

放置克氏针有利于持续稳定在椎弓根螺钉通道，因为椎体在置入可扩张椎间融合器后会发生移动（图 3.4）。当进行经皮螺钉手术时，首先用 0.25% 布比卡因与布比卡因脂质体（Pacira Pharmaceuticals, Parsippany, NJ）的混合液注入通道进行局部浸润麻醉，该区域是术后疼痛最重的部位，如此可以保持术后 72 小时局部镇痛。然后利用 MazorX 钻螺钉孔道（图 3.5）。

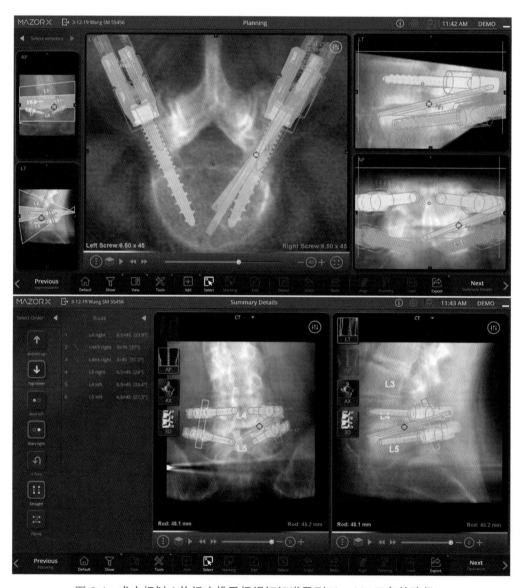

图 3.4　术中规划 4 枚经皮椎弓根螺钉钉道及到 Kambin 三角的路径。

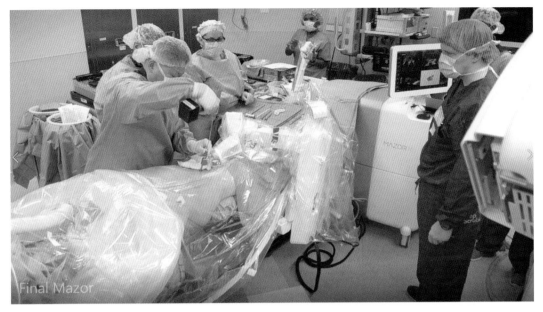

图 3.5 使用 MazorX 定位螺钉通道并钻孔。

通过手术机器人安置 5 条通道后，对 Kambin 三角进行电刺激，确保不与出口神经根接触；对于本病例，右侧 L4 的背根神经节（DRG）风险最大（图 3.6）。插入 6mm 直径的内镜，以便直视神经根和纤维环。先进入椎间盘可进行神经根减压和椎间松解，并在 L4/5 处理软骨终板，为椎间融合做准备（图 3.7 和 3.8）。

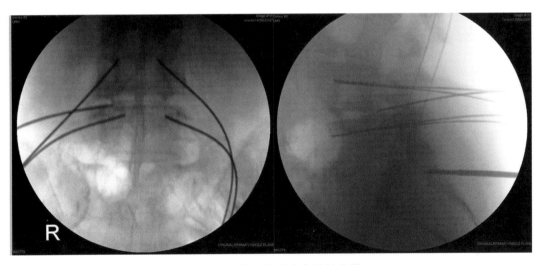

图 3.6 正侧位透视确定克氏针位置。

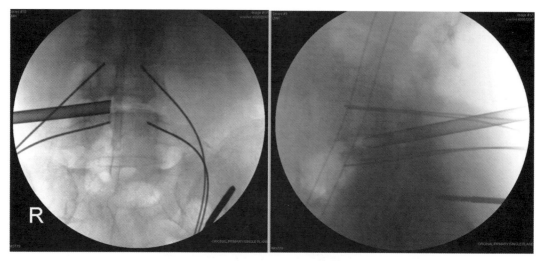

图 3.7　置入内镜和融合器的工作通道牵开了椎间隙和椎间孔。

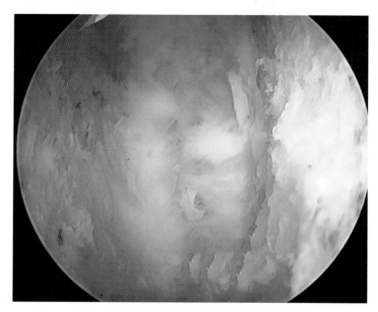

图 3.8　内镜下处理好的椎间隙。

　　准备好椎间隙后，选择合适大小的 Cage 和生物植骨材料。生物植骨材料放在 Cage 的前方，远离神经结构，以减少异位骨化的风险。因为有时候异位骨化会导致迟发性神经根性疼痛。手术中所用的可扩张 Cage 必须通过相对较小的通道，尺寸不大于 9mm，最好是在 8mm 以下。然后通过预置的克氏针将螺钉拧入，通过肌肉下放置双侧连接棒。放置顶丝，锁紧内固定（图 3.9），逐层间断缝合皮肤。

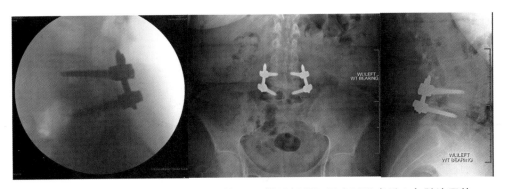

图 3.9　内固定后椎间高度恢复、滑脱复位、椎弓根螺钉固定以及术后 1 年随访平片。

避免并发症的要点和技巧

- 螺钉轨迹的规划应考虑螺钉鞍座的位置，以保证连接棒有效穿过连接。
- 通过 Kambin 三角的路径应该尽可能靠近尾侧的椎弓根，尽可能在矢状面（相对于冠状面）接近椎间盘中心。这就减少了背根神经节损伤的可能性。
- 内窥镜下可以直接进行神经根减压，也可以为进一步融合做良好的骨性终板准备。
- 连接棒固定可以提拉，使脊柱伸展，帮助椎体滑脱复位。

关键技术要点

- 机器人手术不仅适用于长节段复杂手术，而且还可以有效地用于简单退变融合手术。
- 对于还在学习新技术的外科医生来说，比如术中要通过 Kambin 三角，使用机器人可能是一个有用的辅助手段。
- 微创手术（MIS）很难标准化，因为这些手术本质上是高技术性的；而机器人辅助可以使不同技术层面的医生更容易掌握。
- 利用机器人、内镜、专用 Cage、骨生物材料、疼痛抑制和经皮螺钉的超微创手术是合理可行的。

参考文献

1.Kolcun JP, Brusko GD, Basil GW, Epstein R, Wang MY. Endoscopic transformational lumbar interbody fusion without general anesthesia: clinical and operative outcomes in 100 consecutive patients with minimum 1-year follow-up. Neurosurg Focus. 2019;46（4）:E14.

病例4：实时图像引导机器人辅助治疗胸腰椎创伤后不稳

A.Karim Ahmed, Nataniel J. Mandelberg, Ann Liu, MD, Alex M. Zhu, and Nicholas Theodore, MD, MS

病例介绍

　　患者，女性，23岁，无既往内科病史，因高速机动车碰撞导致屈曲分离性损伤，L1椎体Chance骨折，无任何神经功能受损。患者最初在院外就诊，尽管使用胸腰骶椎支具固定6个月，还是出现了椎体前柱楔形变和顽固性背部疼痛。后转入我们医院。影像学检查显示L1椎体Chance骨折，棘间距离扩大，双侧L1上关节突骨折，后方韧带复合体断裂（图4.1）。患者胸腰椎损伤分级及严重程度评分（TLICS）为7（分离4分，后韧带复合体损伤3分，神经完好性0分）。鉴于这种损伤是不稳定的，需要胸腰椎后路固定手术防止进一步骨折或塌陷，并解决患者的背部疼痛。

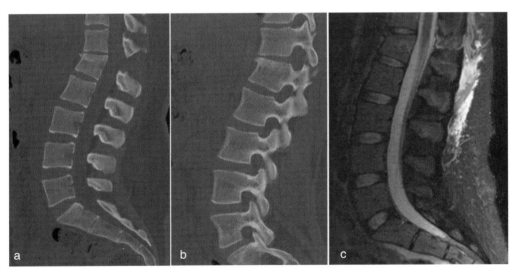

图4.1　术前影像学检查。（a）正中矢状面CT。（b）矢状面CT显示L1上关节突骨折。（c）矢状面磁共振成像－短T1反转恢复序列。

关键技术难点

- 该手术目的是实现生物力学稳定，解决持续性疼痛，以免创伤后胸腰椎畸形进展。
- 该部位手术的内在挑战主要是椎弓根内固定螺钉经过的椎弓根和椎管狭窄。
- 与机器人导航相关的难点主要包括注册丢失以及工具尖端的偏差。
- 应尽量避免过多剥离软组织和后方韧带复合体，同时还要实现手术固定目的。

手术理念

胸腰椎创伤可引起多种程度损伤，可能导致严重的神经功能受损和残疾。对这些损伤的可靠处理需要了解基本结构和神经系统并发症。现在已经提出几种分类系统用来评估胸腰椎损伤和指导手术干预。TLICS 评分包括损伤形态学评价、后韧带复合体的完整性和是否存在神经损伤，是最常用的分类系统 [1]，并被许多研究 [2-4] 证实可作为临床决策的工具。本患者 TLICS 评分为 7 分。超过 4 分表明患者可能适合手术干预，因为它证实了脊柱不稳定并提示手术干预的作用。

该病例手术目的和解剖上的难点使得它非常适合微创机器人手术。与机器人辅助螺钉植入相比，徒手置钉也能达到类似的效果，但使用机器人辅助的微创方法的好处是可以简化流程并减少组织破坏。The ExcelsiusGPS™（Globus Medical Inc., Audubon, PA, USA）机器人导航系统固定在地面，并使用刚性导向臂以便于螺钉置入。此外，GPS™ 系统会在注册丢失或工具尖端发生偏移时报警通知手术团队 [5-8]。末端执行器可以施加高达 180 磅的力。同时保持触觉反馈，并提供实时影像导航，而且可以避免使用克氏针。这使得机器人螺钉置钉更方便，同时改善了以前机器人系统的弱点，使得对该患者进行微创治疗成为可能（图 4.2 和 4.3）。

手术步骤

- 患者俯卧于 Jackson 手术床上，保持最大前凸。
- 机器人置于地板上，与病人连接；机器人进行手术标记物注册。
- 术中获得计算机断层扫描（CT）注册或在术中透视并根据术前 CT 注册。
- 规划螺钉钉道。
- 剥离软组织，但不打开筋膜。
- 安放机器人机械臂末端执行器，导引通道，并锁定于地板。
- 通过末端执行器穿过筋膜植入螺钉，具有实时可视化，配准错误或工具尖端偏移时启动警报的优点。

- 将手术机器人从手术区域移除。

- 用透视或术中 CT 确认螺钉的位置。

- 放置连接棒，椎板、关节突关节去皮质，放置骨移植物。

- 常规逐层关闭切口。

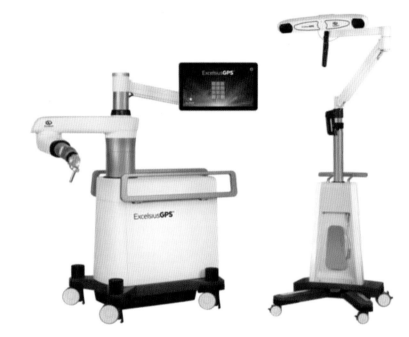

图 4.2　ExcelsiusGPS™ 机器人导航系统，由一个监视器、末端执行器对接站和注册仪器跟踪摄像机组成。

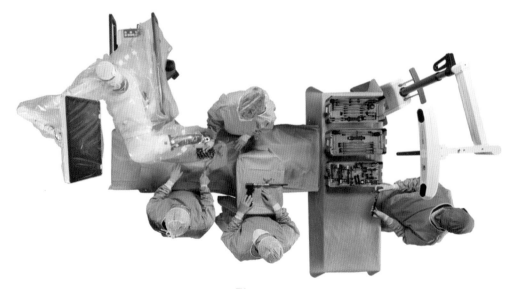

图 4.3　使用 excelsiusGPS™ 系统机器人脊柱内固定手术流程。

病人俯卧于 Jackson 手术床上。常规方式对后路胸腰椎区域消毒铺单，X 线片确认手术位置。自 T10 至 L2 处做切口，用电刀进行骨膜下剥离。双极电凝细致止血。将图像导航跟踪夹固定在 T10 上。然后将术中 CT 夹具（ICT）固定在跟踪夹上，手术室进行术中 CT 扫描。获取胸腰椎段三维 CT 扫描，并将数据集传输到机器人。进行实时图像引导的点对点解剖准确性、验证和注册。在机器人显示器上计划椎弓根螺钉轨迹，两侧在 T12、L1 和 L2。从 L2 开始，最后是 T12，在筋膜上戳切口。在机器人的引导下，按照预先计划进行钻孔置钉（图 4.4）。

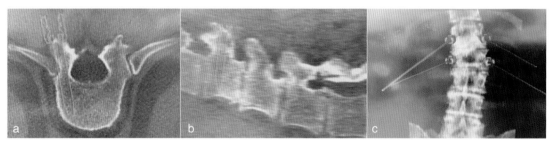

图 4.4　图示病例显示了预先计划的螺钉钉道。（a）轴位。（b）矢状面。（c）冠状面三维重建。

术后透视图像显示螺钉放置准确。采用高速气钻去除 T12 至 L2 后表面关节面的骨质，应用脱矿骨基质增强骨融合。通过筋膜切口，放置连接棒，复位 T12 ~ L1 棘间间隙，安放顶丝固定，拧紧，最后抗扭力固定。最终的 X 线片显示了内固定位置满意（图 4.5）。患者术后 6 个月来院复诊，疼痛明显减轻并持续改善。仍然没有神经症状。

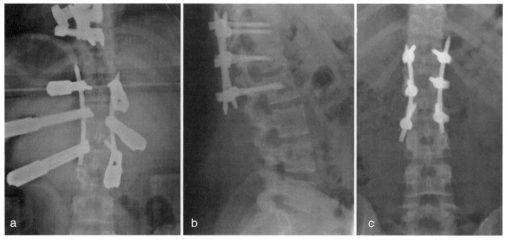

图 4.5　（a）术中 X 线片显示通过导向工作套管的微创内固定器械和固定在 T10 棘突上的 ICT 装置。（b）术后侧位片。（c）术后前后位 X 线片。

避免并发症的要点和技巧

- 脊柱暴露应尽可能小，最大限度地利用机器人的准确性，减少恢复时间、失血和并发症风险。
- 应该经常观察机器人屏幕界面提供的信息，注意注册丢失和工具尖端偏移等罕见可能性。
- 一旦怀疑图像偏离原始注册解剖时，都应进行解剖准确性验证。

关键点

- 机器人手术使手术微创修复胸腰椎创伤简化，并有助于减少失血和组织剥离。
- 设备设计的改进减少了机器人脊柱手术的传统弱点，如对克氏针的依赖和工具尖端偏移或注册错误的风险，同时为患者提供了准确置钉和软组织微创等优点。最后，这种技术的使用减少了手术团队的辐射暴露。
- 机器人导航的使用可能是带教培训有益的辅助手段，并使微创脊柱手术更加可行。

参考文献

1. Lee JY, Vaccaro AR, Lim MR, Öner FC, John Hulbert R, Hedlund R, et al. Thoracolumbar injury classification and severity score: a new paradigm for the treatment of thoracolumbar spine trauma. J Orthop Sci. 2005;10:671−5.

2. Bono CM, Vaccaro AR, Hurlbert RJ, Arnold P, Öner FC, Harrop J, et al. Validating a newly proposed classification system for thoracolumbar spine trauma: looking to the future of the thoracolumbar injury classification and severity score. J Orthop Trauma. 2006;20:567−72.

3. Joaquim AF, Daubs MD, Lawrence BD, Brodke DS, Cendes F, Tedeschi H, et al. Retrospective evaluation of the validity of the Thoracolumbar Injury Classification System in 458 con− secutively treated patients. Spine J. 2013;13:1760−5.

4. Joaquim AF, Ghizoni E, Tedeschi H, Batista UC, Patel AA. Clinical results of patients with thoracolumbar spine trauma treated according to the Thoracolumbar Injury Classification and Severity Score. J Neurosurg Spine. 2014;20:562−7.

5. Jiang B, Pennington Z, Azad T, Liu A, Ahmed AK, Zygourakis CC, et al. Robot−assisted versus freehand instrumentation in short−segment lumbar fusion: experience with real− time image−guided spinal robot. World Neurosurg. 2020;136:e635−45.

6. Zygourakis CC, Ahmed AK, Kalb S, Zhu AM, Bydon A, Crawford NR, et al. Technique: open lumbar decompression and fusion with the Excelsius GPS robot. Neurosurg Focus. 2018;45(VideoSuppl1):V6.

7. Ahmed AK, Zygourakis CC, Kalb S, Zhu AM, Molina CA, Jiang B, et al. First spine sur− gery utilizing

real-time image-guided robotic assistance. Comput Assist Surg （Abingdon）. 2019;24（1）:13-17.

8. Vo CD, Jiang B, Azad TD, Crawford NR, Bydon A, Theodore N. Robotic spine surgery: current state in minimally invasive surgery. Global Spine J. 2020;10（2 Suppl）:34S-40S.

病例 5：同一体位前后路手术

Gregory T. Poulter, MD

从 L1 到 S1 的前入路椎间融合可以采用侧卧位进行，但后路内固定通常需要改变体位，这增加了手术时间和费用。机器人辅助下侧卧位后路内固定手术很有吸引力，可以减少手术时间，可以预先计划和精准置钉。然而，侧卧位手术也有一些特有的困难，比如患者固定不太稳定，容易活动，而机械臂更受限。解决这些局限需要仔细摆放病人体位，以及细致的轻触技术。本病例描述了利用 Mazor XSE 单一体位三个间隙椎间融合手术治疗脊柱侧弯和脊柱滑脱。

病例介绍

患者，男性，69 岁，进行性腰痛和双侧腿痛病史一年。疼痛部位累及双腿全部，包括臀部、大腿和小腿。他在视觉模拟量表 VAS 评分为 9/10，行走和站立后症状加重。他不能从事日常活动，比如收拾院子或购物。

患者有骨关节炎、高胆固醇血症和糖尿病的病史。

体格检查显示下肢肌力正常，无感觉障碍或锥体束征。髋关节检查显示活动范围无痛。

腰椎正侧位 X 线片（图 5.1）显示左侧 L1 ～ L5 侧弯。此外，在 L4 相对于 L5 椎体前滑脱 10.5mm，在 L3 相对于 L4 椎体有一个 4mm 的横向滑脱，右侧 L2/3 椎间隙塌陷。

非强化的腰椎 MRI（图 5.2）显示 L2 ～ L3 处有严重的椎管硬膜囊狭窄，L3 ～ L4 处中度的椎管狭窄和右侧神经椎间孔狭窄，L4 椎体相对于 L5 向前滑脱。

所有保守治疗措施效果均不佳，如物理治疗、运动调整、口服非甾体抗炎药和硬膜外注射。经 L4 ～ L5 椎间孔硬膜外注射类固醇几乎没有任何缓解作用。

考虑到患者有脊柱侧弯、脊椎滑脱和椎管狭窄，最后给患者行腰椎 L2 ～ L5 融合术。我们认为患者适合行侧路椎间融合以实现间接减压以及 L2 ～ L5 后路内固定。手术不复杂，失血量约为 150ml，患者术后第 3 天出院回家。

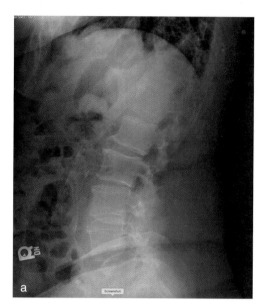
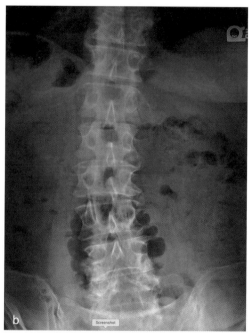

图5.1　（a和b）站立位腰椎正侧位X线片。

关键技术难点

- 矫正畸形，侧卧位保持矢状位对位。
- 患者侧卧位固定欠佳，要保持机器人系统的准确性。
- 机械臂对横向位置的螺钉规划和定位更加敏感。

手术理念

　　单体位行前后路手术对于患者有许多潜在益处。在腹侧放置大的椎间融合器有利于修复腰椎前凸并矫正冠状位畸形[1-4]。正常条件下它们提供的融合接触面积更大，可有效地实现神经的间接减压。如果需要双侧椎弓根螺钉内固定，通常需要从侧卧位翻身为俯卧位，这可能会导致手术时间增加。单体位进行前后路手术节省了大量在手术室的时间，因为不再需要重新摆放体位和重新消毒铺单。机器人辅助为这些手术带来了规划和精确性的好处。

　　作者的偏好是采用前腰大肌入路进行椎体间融合。这种入路平直的手术床上便能够实现L1/2至L5/S1的暴露，而无需摆放体位，或折叠手术床。如果需要切开前纵韧带以方便腰椎前凸，这种入路可以直视前纵韧带。经皮放置椎弓根螺钉并根据术前CT计划对齐皮肤切口和螺钉钉尾，以方便放置连接棒和改善力线。

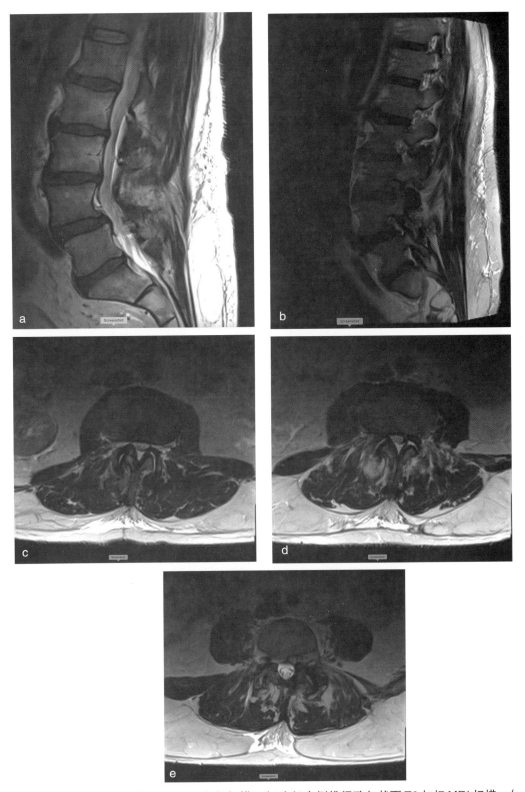

图 5.2　（a）腰椎正中矢状位 MRI T2 加权扫描。（b）经右侧椎间孔矢状面 T2 加权 MRI 扫描。（c）
L2 ～ L3 轴位 T2 加权 MRI 扫描。（d）L3 ～ L4 轴位 T2 加权 MRI 扫描。（e）L4 ～ L5 轴
位 T2 加权 MRI 扫描。

这种技术也有一些局限性，比如它不能靠重力和俯卧位来帮助恢复脊柱前凸，而是依赖于放置椎间融合器来调整矢状面力线。骶髂关节 S2AI 螺钉固定也受到限制，因为这些植入物所需的角度太陡峭，超出了机器人系统的范围。也可以进行侧位减压，但外科医生的手术姿态很难维持，而且软组织牵开比俯卧位的病例更困难。

手术步骤

- 根据术前 CT 计划放置螺钉，注意对齐经皮置钉的皮肤切口，避免器械交叉，钉尾沿预弯连接棒的轮廓直线排列。
- 将机器人连接到手术台尾部，床座的中心距离脐部 33 英寸（1 英寸 =2.54cm），约 84cm。
- 将患者置于右侧卧位，用胶带垂直于肩向地板方向固定，脊柱与手术床后缘平齐。
- X 线透视下调整旋转腰椎，固定患者。
- 如果要处理 L5/S1 间隙，左腿要伸展位固定。
- 从背侧边缘到前侧铺单，后侧边缘没有多余的敷料。
- 完成前路手术。
- 将斯氏针固定连接到左侧髂后上棘的尾侧。
- 连接机器人并置放固定在手术区域上方，距离 19～42cm，Shantz 臂向上倾斜。
- 在后侧没铺单的地方进行体表定位可以减少后路的工作量。
- 标记预定钉道的皮肤切口，切皮前可对切口规划做出任何调整。
- 在攻丝、置钉或其他侵袭操作之前完成所有钉道钻孔。
- 攻丝椎弓根螺钉轨道，扩大骨表面开口，以将螺钉置入正确的通道。
- 放置螺钉和连接棒。

单一体位（侧卧位）手术技术与俯卧位手术在几个关键方面不同，这与是否使用机器人系统无关。首先，这种手术体位本身存在不稳定性。要应对这一点需要认真地固定，而且外科医生要注意减少施加在脊柱上力量，避免患者晃动，以保持注册后准确性。第二个是体位。患者脊柱必须接近甚至达到手术台边缘，这有助于下方螺钉置钉。对于臀部大或腰椎前凸特别严重的患者，如果臀部不超出手术床，可能无法保证腰椎摆放在手术床后缘。在这种情况下，我们允许臀部超出手术床 5cm，确保脊柱后缘将位于手术台边缘的腹侧。如果超出会影响机器人的对线和定位，以至于不能准确地规划某些螺钉的轨迹。

下面描述的工作流程是专门针对 Mazor X stealth 版（Medtronic, Minneapolis, MN），使用术前 CT 扫描进行计划，术中使用透视进行注册。

手术计划是机器人辅助脊柱手术的关键步骤，因为手术的质量只能和计划的质量一样。单一体位经皮置钉内固定手术已被常规应用于三间隙腰椎椎间融合。使连接棒轻松通过的关键是花时间规划每个螺钉的钉尾，使它们在冠状面上呈一条直线(图5.3)。预弯连接棒很容易穿过筋膜下方，所以根据预弯棒矢状面的弧度来计划螺钉深度非常有用。连接棒矢状面形状必须在视觉上接近于螺钉的深度（图5.4）。如果患者和机器人位置正确，右侧置钉角度不需要改变，关节面可以保留。如果需要更窄的角度来适应有限的手臂活动范围，外科医生可以使用皮质螺钉来保留头侧关节。与其他经皮内固定计划一样，重要的是确保皮肤切口对线好而且有间隔，以防止钉尾交叉（图5.5）。

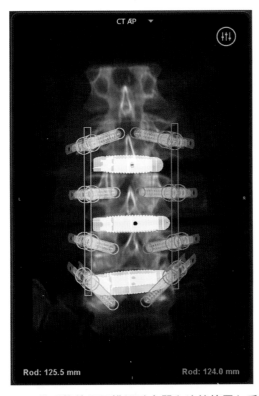

图 5.3　Mazor X 排列软件用于模拟融合器和连接棒置入后理想的排列

全麻插管后，确认机器人连接板置于患者脐尾侧约 84cm 处（图5.6）。然后，将 Mazor XSE 机器人安装在手术床上。将患者置于右侧卧位，右侧腋窝下垫腋窝卷，脊柱的后缘与手术台的后缘齐平。病人的躯干与地面垂直，胶带固定。在术中透视辅助，调节手术台，直到患者腰椎结构处于理想的前后位置。然后用胶带将骨盆固定一周，将患者固定在手术台上（图 5.7）。如果要从前入路进 L5～S1 间隙，应将左腿伸展，胶带成一定角度远离手术区域。膝盖垫软垫。对患者进行准备铺单，手术区域是手术台的后缘至患者脐部（图 5.8）。

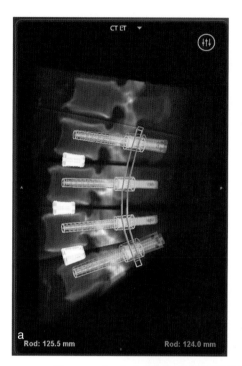

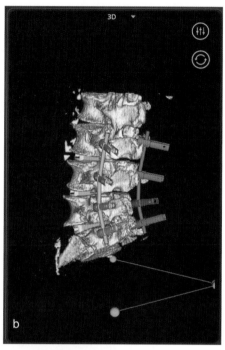

图 5.4　（a 和 b）Mazor X 排列软件用于模拟匹配预弯连接棒轮廓。

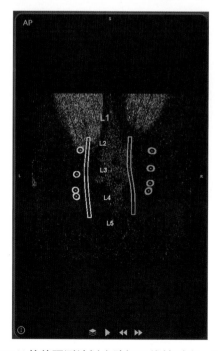

图 5.5　Mazor X 软件预测计划皮肤切口线性对齐，避免钉尾碰撞

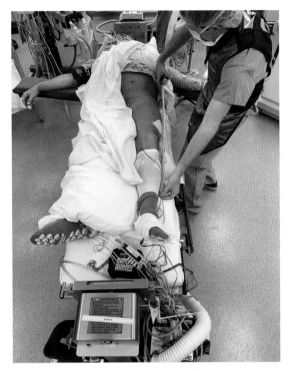

图 5.6　测量位置底座中心距离脐 84cm。

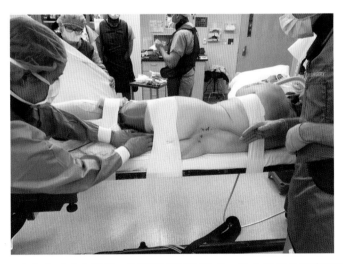

图 5.7　患者在手术台后缘，环形胶带固定患者，最大限度地提高稳定性。

　　然后根据外科医生选择的技术行前方融合手术（图 5.9）。一旦将机器人与平坦的 Jackson 手术床相连，要保证手术床旋转开关锁定。若不锁定，机器人的偏心重量可能会作用在手术台上，导致手术台的突然旋转。这可能会影响外科医生的技术选择。作者更喜欢前路经腰大肌的技术，因为不需要调整手术台就可以到达 L1 ～ S1 节段。

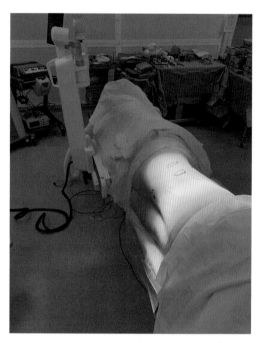

图 5.8　患者准备和铺单，充分暴露从前方肚脐向后至手术床缘。

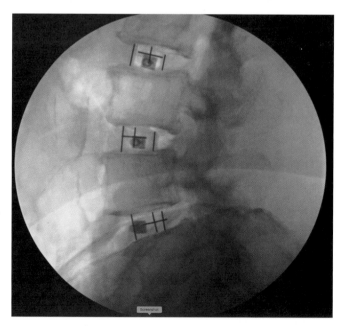

图 5.9　完成前方椎体间融合后侧位透视图像。

对病人和机器人细致的摆位是确保机器人能够达到所需轨迹的关键。如果一开始操作不正确，外科医生可能还需要重新摆放体位，并重复多个步骤。前路手术完成后，将一个斯氏针经皮置入左侧髂后上棘尾侧（图 5.10）。然后将机器人放置得尽可能靠近脊柱的中心，这可能需要将其底部的位置降低。然后将金属面板放置在斯氏针下

19cm 处，距离患者皮肤 8cm（图 5.11）。通过带角度 Shantz 机械臂将机器人与 Shantz 弯针相连，弯曲处朝向天花板。朝向天花板的角度是我们从这个病例后所做的一个修改，在这些照片中没有展示。在三维透视中一定要注意完全暴露患者的后背，因为这是机械手臂工作的区域，常规进行患者的解剖结构影像注册。

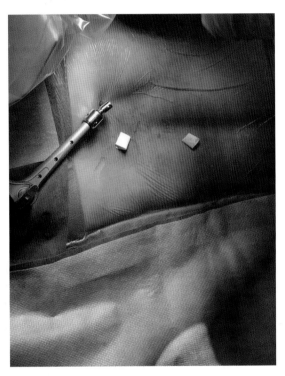

图 5.10　斯氏针位于髂后上棘尾内侧。

　　患者位置很容易移动，如果术前计划注册丢失，我们建议改变工作流程，在攻丝或螺钉放置之前完成钻孔步骤。我们的第一步是根据每个螺钉轨迹来标记患者的皮肤（图 5.12）。可以通过扩张器蘸少许墨水实现，机械臂沿每个螺钉的轨迹在皮肤上标记。为了充分松解，我们以扩张器直径的 1.6 倍作皮肤切口。皮肤切口就是置钉的位置，要保证钉尾不会撞到一起，需要可视化确认。在切开皮肤之前，可以对螺钉的钉道轨迹进行任何调整。皮肤穿刺后切开，切口长度为最大扩张通道直径的 1.6 倍。每一个椎弓根螺钉钉道钻孔都要仔细注意轻触，以免脊柱发生移位。完成椎弓根的钻孔后，攻丝和置钉时进行电生理监测，以避免椎弓根破裂或错位。骨皮质表面攻丝扩大开口，以便把持并引导螺钉进入尺度相称的钉道。仔细注意螺钉是否沿着钻孔的轨道拧入。然后将连接棒通过筋膜下放置在钉尾内。在最终拧紧之前，通过透视来检查植入物的位置（图 5.13）。闭合切口（图 5.14）。

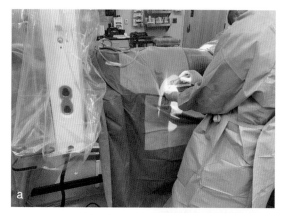

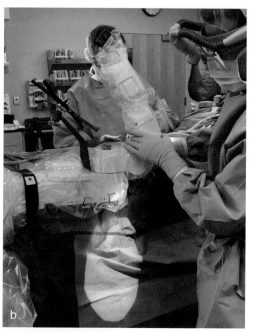

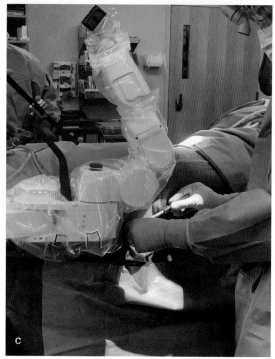

图 5.11 （a）测量距手术区域 19cm 的主面板位置。（b）固定机器人在所需理想头尾距离。（c）将机械臂降低到地板上，使机器人手臂与患者脊椎在一条线上并尽可能靠近。

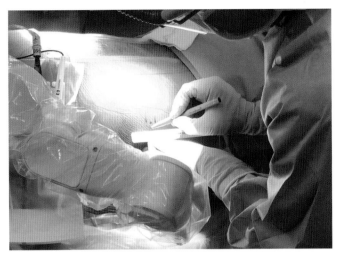

图 5.12　在切皮前标记每个计划的置钉位置并测量切口。

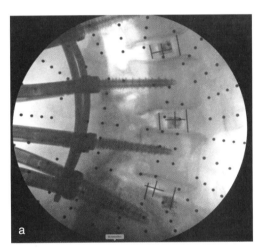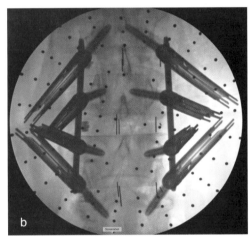

图 5.13　（a 和 b）内固定锁紧前正侧位透视内固定的位置。

避免并发症的要点和技巧

- 计划切口和钉尾的排列，以方便连接棒穿过。

- 不要在皮肤或皮下使钉尾交叉，因为器械的碰撞可能会影响正确的放置和对线。

- 细致摆放病人和机器人的体位，以确保轨迹的正确。

- 完成所有钻孔之后进行攻丝和置钉，以保持准确性。

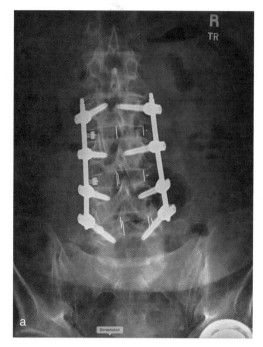 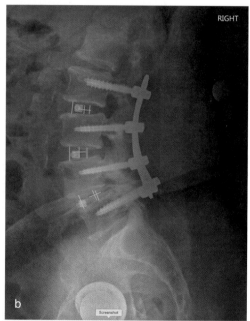

图 5.14 （a 和 b）正侧位 X 线片显示 6 个月随访的最终内固定和对线。

关键技术要点

- 机器人辅助的单一体位手术可以显著节省手术时间，而不影响后路固定。
- 手术操作要轻柔，摆放体位时要注意细节。

参考文献

1. Hsieh, PC, et al. Anterior lumbar interbody fusion in comparison with transforaminal lumbar interbody fusion: implications for the restoration of foraminal height, local disc angle, lumbar lordosis, and sagittal balance. J Neurosurg Spine. 2007;7（4）:379–86.

2. Chan, AK, et al. Approach Selection: multiple anterior lumbar interbody fusion to recreate lumbar lordosis versus pedicle subtraction osteotomy: when, why, how? Neurosurg Clin N Am. 2018;29（3）:341–54.

3. Kepler, CK, et al. Factors influencing segmental lumbar lordosis after lateral transpsoas interbody fusion. Orthop Surg. 2012;4（2）:71–75.

4. Pavlov, PW, et al. Good outcome and restoration of lordosis after anterior lumbar inter–body fusion with additional posterior fixation. Spine（Phila Pa 1976）. 2004;29（17）:1893–9; discussion 1900.

病例 6：脊柱机器人在经皮长节段胸椎内固定术中的应用

Grant Booher, MD, and Arnold B. Vardiman, MD

【摘要】近年来，手术机器人技术发展迅速，能够实现可靠的路径引导和实时导航，并使椎弓根螺钉置入的可重复性增加。当面对复杂的解剖特点或复杂的长节段内固定时，机器人手术平台的优势就强大了。在本文中我们提供了一个展示机器人平台优势的病例，该病人年老体弱，他有复杂畸形，需要做胸椎长节段经皮椎弓根螺钉固定。手术良好的预后依赖于对手术细节的注意和有组织的手术团队。

【关键词】脊柱机器人；棘突螺钉固定；Globus ExcelsiusGPS® 机器人系统；美敦力 O 型臂™；手术团队；脊柱畸形；胸椎长节段经皮椎弓根螺钉固定

概述

脊柱机器人平台正在迅速成熟。几家公司现已有具有卓越性能的机器人系统面市，为服务于不断成熟和并更有竞争性的市场，附加的系统正在快速开发。

所有系统的共同之处是能够规划椎弓根螺钉的长度、直径、钉道轨迹，能够沿着固定的通道按计划"同轴"器械置钉，并在置钉过程中实时跟踪器械。

脊柱机器人在多节段置钉过程中更凸显优势，尤其是在诸如包括旋转畸形和椎弓根"鱼鳍"样变等有困难的解剖结构，术中成像困难，涉及肥胖、过瘦或一般条件差的病例中。脊柱机器人在长胸椎结构中的应用充分利用了机器人技术的优势。

对于本节中提及的病例，采用机器人技术突出了脊柱外科机器人实现了长节段胸椎内固定所需的生物力学方面的优势，同时有助于减少使用传统技术内固定的损伤风险。

经皮长节段胸椎内固定的优点

- 减少失血量。
- 减少组织创伤。
- 优化螺钉放置路径。

- 提高了骨组织解剖结构的辨识度。
- 螺钉对线更完美，优化连接棒通道，减少植入物的应力。

病例介绍

现病史

患者为高加索女性，77 岁，主诉因在维持相对胸腰部伸展姿势进行牙科手术后既往腰痛急剧恶化 12 小时，到急诊科就诊。

患者入急诊前 4 小时突然发生严重的双下肢无力，也可以说是"瘫痪"。患者还主诉有脐下严重麻木，会阴和肛周区域严重麻木。

患者既往有 L1～S1 融合手术史，乳腺癌辅助化疗和局部放疗病史。

体格检查

- 一般情况：患者身体消瘦乏力，疼痛明显，不能忍受仰卧位和侧卧位。胸背部内固定已把皮肤顶起，但没有皮肤损伤。
- 双侧足跖屈可检测收缩，双侧可检测到四头肌收缩，其余下肢肢体肌力 0/5。
- T12 以下有弥漫性大体触觉，T12 以下无针刺感，双腿关节无位置感。
- 会阴检查：直肠张力缺失，无感觉异常。
- 反射：双下肢反射活跃度 2+ 级；双下肢张力明显增加。

机器人平台的外科手术的基本原理

就诊时的影像如图 6.1 所示。患者有严重的后凸畸形，因为患者疼痛明显，不麻醉无法行 MRI，我们认为麻醉会耽误病情，但不会改变我们的手术过程。

预计需要长胸椎内固定来提供足够的杠杆臂复位并在多个节段上分担应力，胸椎经皮置钉可以减少失血、提高螺钉置入效率和连接棒置入省力。考虑到该患者的年龄大、身体虚弱，我们认为使用机器人平台有很大的优势。

患者摘要

- 77 岁女性
- 突然的 T12 平面以下神经功能接近完全缺损
- 严重的后凸畸形

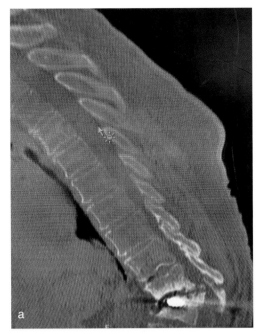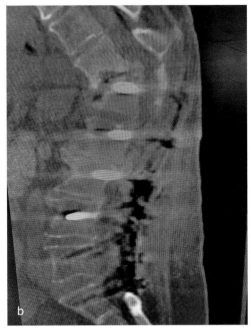

图 6.1 （a–b）：术前胸、腰椎 CT 矢状面重建，陡峭的后凸畸形和椎管变窄清晰可见。

手术流程回顾

流程摘要

- O 臂™自旋检查（注册）
- 经皮螺钉放置
- O 臂™自旋（验证）

在诱导、神经监测放置和摆放体位以及基准放置后，我们的工作流程利用 O 型臂™（Medtronic plc, Dublin, Ireland）术中成像。O 型臂™在手术区域可以快速采集图像，并且在手术区域进出都很方便。

图像从 O 臂™上传到 Excelsium GPS® 机器人（Globus Medical, Audubon, PA, USA），在基准验证后，在 ExcelsiusGPS® 上进行椎弓根螺钉放置计划，机器人平台经过仔细检查，再检查和优化计划。

机器人被放置到适当的位置并固定在地板上，检查确保机械臂可以到达所有螺钉靶点范围。

在每个螺钉轨迹上，使用高速磨钻在骨皮质表面打孔，然后攻丝并放置椎弓根螺钉。实时跟踪器械，每个螺钉的植入过程都可以追踪。

在将所有椎弓根螺钉放置后，可以将机器人移出手术野，以便 O 型臂™通过，验证螺钉的位置。通过轴向面、矢状面和冠状面重建仔细评估螺钉的位置。

团队

- 一个专门的手术团队可以提高使用脊柱手术机器人平台的熟练程度并提高效率、安全性和自信心。

建立并发展一个专门的手术团队，致力于发展脊柱外科机器人技术并保持娴熟的程度，可以极大地提高手术的安全性和效率。团队成员包括麻醉师、外科手术专家、神经监测团队、设备供应商代表和其他辅助人员。每个人都有具体且明确的职责，而这些职责的执行是手术成功并可重复的关键。虽然每个团队成员都有明确的职责，但有些职员各团队间有交叉重叠，这些交叉重叠可以保证在手术的不同阶段采取保障措施。一个长期协作有经验的团队，因他们之间的工作职责有交叉重叠，经过长期磨合，最终可以相互娴熟配合，这样可提高手术的安全性和效率。一个目的明确且敬业的团队的重要性怎么强调都不为过。

从手术计划制定到最后一根椎弓根螺钉植入，麻醉团队必须严格限制患者的活动。我们需要在 O 型臂™旋转时让患者暂停呼吸以校订基准，或确定椎弓根螺钉放置后的位置。

在放置螺钉时，我们通常不需要控制患者呼吸。不同麻醉师的麻醉技术各不相同，我们重点提示新手麻醉师，术中应严格避免患者出现"颠簸"、咳嗽或除正常呼吸以外的任何运动。

除了需警惕运动外，麻醉师还要负责最终确认病人的位置和手术床的完整性。应小心地在所有接触点安放衬垫，并确保支撑手术床硬件能让 O 臂™在成像时通过而不会被干扰。

最常见的体位调整是注意支撑臂板本身的硬件，确保该硬件尽可能位于头端和内侧以便成像，而且机器人底座尽可能位于内侧，以便机械臂到达所有规划钉道。重点检查 O 型臂™板和支撑床架构可以避免以后在体位调整更困难的情况下出现重大问题。检查床的高度以确保有足够的空间用于 O 型臂™通过。Foley 导管、输液管和监测电缆应理清并通过 O 型臂™通道的台下通道。

麻醉团队的职责

- 注册和置钉时的"无运动"窗口。

- 在注册期间让患者暂停呼吸。
- 确保 O 型臂™和 C 型臂通过自如。
- 整理管道、导线、Foley 尿管，远离成像工具 / 机器人。
- 最终检查手术台的高度和安全性。
- 最终配准体位。

从机器人配准到放置最后一颗螺钉，术中必须保持神经监测，除呼吸外，不允许患者有任何移动。可以在手术位置获得必要的神经电生理基线，并且在"禁止运动窗口期"之前或之后进行监测不受限制。麻醉和神经监测团队之间沟通以确认神经肌肉阻滞的程度，如果患者看起来麻醉太"浅"，可以进行麻醉警示。

神经监测团队注意避免在"无运动窗口期"对患者进行过度刺激，与麻醉团队的持续沟通可为我们的病例提供一个平稳和安全的手术环境。如果在"无运动窗口期"出现问题，如电极移位或需要重新摆放患者肢体位置，我们要求这些操作必须谨慎，并且不引起患者移动，或者这些操作推迟到内固定植入后。

神经监测团队的职责

- 观察无运动窗口期。
- 确保监测电极的安全性。
- 在"无运动窗口"期间延迟操作。

外科手术工作流程、器械、注册和内固定植入等方面需要专门的手术技术培训。每个技术都由机器人技术专家进行培训，他们跟着专家学习技术，直到技术足够熟练，能够独立履行职责。在没有指导的情况下，通常需要自己操作 10 ～ 15 个病例才能学会。除了植入物、相关的动力设备和跟踪设备外，该手术技术人员还负责管理机器人上的附件和硬件登记。

机器人技术需要将机器人铺无菌巾，连接工作通道到机器人，注册和验证机器人器械。手术人员需要注意手术床、铺单直线视野，做到不干扰机器人和其他附件的光学示踪系统，技术人员在基准区域周围建立一个"禁飞区"，避免由于通过直接接触或移动吸引器或其他导线的被动运动而引起基准区域的触碰。在手术过程中，所有工具上的基准球都要保持洁净，以便进行准确的跟踪。器械通过的节奏平稳且可预测，在插入工作通道之前通过口头和视觉共同确认植入物的长度和直径。

机器人手术者必须掌握独特的铺单技术，精心隔离广泛的手术野，用弹性固定带减少患者下方的无菌单轮廓，以便于 O 臂™轻松通过。技术人员要时刻警惕确保手术野无菌，小心低频污染，例如眼镜或面罩上的冷凝水，导线挪动将管道或导线的非无菌部分拉到手术野，或者监测更明显的无菌破坏情况。

外科人员的职责

- 机器人安放。
- 器械注册。
- 基准点周围"禁飞区"设置。
- 保持光学跟踪的直线视线。
- 保证基准球洁净。

护理人员在手术机器人团队中有着独特而重要的作用。他们已熟练掌握摆放患者体位和手术室布置，我们需要利用他们的专长来组织、优化和最终标准化手术室布局。麻醉体位、手术床位置、神经监测位置、成像设备、机器人位置、手术台、钻、电刀、吸引器、显示屏和监护仪需要协同，以实现手术流程顺畅。他们注意这些细节和大量相关导线的管理，以保证 O 型臂™、C 型臂™和机器人的通过顺畅，确保手术没有小的意外。

从另一层面来讲，护理人员对手术室（OR）地板上杂散物品的危险应时刻保持警惕，因为这些物品可能会通过影响机器人与地面的固定而影响机器人性能，只有保持严格的"干净层面"，才可以确保不发生事故。在手术间布局时，他们还可以识别出由悬吊的障碍物而引起的早期视线问题和手术床的位置，避免以后因需要进行调整而耗时。他们对患者的安全也应始终保持警惕，要持续观察术中患者体位的变化，而这些问题通常可以通过正确摆放初始体位而避免。

护理人员的职责

- 整理导线。
- 清洁地板，使设备移动无障碍。
- 摆放最佳体位。
- 保持视线通畅。

放射影像技术人员在外科机器人手术中起着核心作用。一个有经验的放射技师特别受欢迎。一个放射技术人员新手要成长为一个有经验的放射技师需要长时间的学习和天份，很多有经验的放射技师看起来很容易的东西，对于新手来说则几乎不可能。

手术开始前确保设备能正常工作、提前预热并准备好，以避免延误。检查透视和方向设置，以确保实现可靠的图像传输。图像注册方面需要特别的专业知识包括将脊柱的骨结构与基准点结合起来，以实现成功的注册。确保顺畅操控成像设备，以精细操作图像采集并保证最高质量图像获取。掌握 O 形臂™和 C 形臂进出狭小空间也应该是他们精通的一种艺术技能。进出手术区域的狭窄区域需要额外注意机器到位所需的动态运动，注意是否关闭或打开 O 型臂™门还是旋转 C 形臂所需要的位置。要非接触地进行这些操作，确保手术区域的完整，并保证图像质量最佳。

放射技师的职责

- O 臂 ™、C 型臂的术前检查和预热。
- O 臂 ™方向和透视检查。
- 顺畅移动设备和图像采集。

设备提供商代表需要针对每个病例有条理地提前准备器械，并且还向手术团队详细介绍与通常工作流程的任何差异或病例的任何特殊情况。在整个手术中，他们将根据需要提供技术支持，手术结束后，他们将解决出现的问题，以便以后遇到同类问题时手术畅通无阻。

设备提供商代表的职责

- 术前机器人检查。
- 器械清点检查。
- 植入物清点。
- 手术技术预习。
- 与我们团队一起进行术后回顾分析。

通过优秀的手术团队的共同努力可以使手术医生能够专注于手头的任务，而不必为需要注意的无数细节分心。换句话说，一个称职的团队能让手术医生在不中断手术流程的情况下管理手术过程。理想情况下，一个和谐团队的努力将大大提高手术的安全性和效率，并使机器人平台的使用发挥到最大效果。

设备注意事项

手术床

- 衬垫结构。
- 限制移动的楔形垫。
- 腹部悬垂不受压：
  - 整体比较低；
  - 狭窄；
  - 手术台下的开放空间；
  - 可透放射线；
  - 锁定旋转离合。

根据早期的经验，我们发现，在脊柱外科机器人手术中使用特定的手术床至关重要。目前已经证明 Mizuho 外科手术床（Mizuho OSI, Union City, CA, USA）在各方面都是优越的。较窄的尺寸可以使机器人靠近连接病人，使机器人"到达"所有手术靶区能力提高。该手术台在垂直尺寸上也很紧凑，并且在手术台下方有一个很宽的无障碍物区域，可使成像设备易于通过。填充垫也很棒，有很强的柔韧性，可以根据外形组配安全轻柔地托住患者并将其固定在手术床上，这是避免意外移动的关键。

手术床可以满足从过瘦到肥胖各种体型患者的手术需求。我们可以根据平面需要调整位置，可以数字化显示高度，以便在手术开始后可重复化操作。需要注意的是：Jackson 手术床有一个释放开关，允许床架旋转并"翻转"；为了避免无意的移动，要注意确保开关锁定。

成像

目前，美敦力 O 型臂™为术中注册和术后螺钉验证提供了一种坚固、可靠、灵活的工具。它的设计提供了超常的移动性能，时间上来看，它在图像采集和传输方面非常高效。

此外，O 型臂™可以对具有挑战性的解剖结构进行成像，包括病态肥胖、严重的多平面畸形和如果没有直视条件手术不可能或不安全的胸、颈胸、骨盆和腰椎。

O 型臂™

- 活动自如。
- 性能可靠。
- 成像快。
- 图像优质。
- 通用性。

机器人

ExcelsiusGPS® 机器人平台在一系列疾病应用中表现出色，诸如：退行性疾病、创伤、恶性肿瘤、畸形和整个脊柱不同节段的翻修等。

主要特点包括固定地板上可移动式设计，可轻松进出手术区域。这是一个非常有价值的功能，可以轻松进行术内成像。不必在固定的机器人平台周围移动，大大提高了可用性。移动性还允许在许多极端轨迹时轻松改变位置。该机器人易于操作和停靠，提高了安全性。该设备不需安装固定在手术床上，减少了手术床上的压力以及机器人与手术台锁定结构意外失效的可能性，在成像过程中还可以移动机器人避免阻挡。

机器人规划平台操作简单且以外科医生为中心。可以通过即时图像处理和以外科医生需求为中心的功能，例如螺钉轴视图和在所有层面上轻松修正螺钉位置，规划和修正螺钉轨迹。在该系统的临床使用过程中，这些优点真实有效，并且大大减少了后期修改的需要。这种优势的一个常见例子是在 L5 和 S1 螺钉置入过程中刻意识别并避免髂骨碰撞，以及调整矢状和冠状对线，避免连接棒应力过大。联机后术中计划调整也简单易行。

机器人的大屏幕为规划提供了优质的台面，并且它易于移动并提供内固定植入的实时跟踪。

机械臂本身坚固稳定；一旦开始工作，它不会半途而废。当螺钉置入需要毫米精度时，臂的稳定性是一个受欢迎的特性。

ExcelsiusGPS® 机器人

- 安装在地板上。
- 可移动。
- 坚固耐用。

- 可靠。
- 高分辨率的大显示屏。
- 适合手术医生的规划软件。

高速磨钻

所有脊柱机器人平台都能按照固定的轨迹置钉。所有平台存在的共同问题是由于软组织、相邻紧密的骨结构（例如，髂嵴）或最常见的相对于骨表面的轨迹倾斜的影响，预定的轨道可能会偏离。

这种轨迹倾斜的情况在胸椎尤其相关，横突的倾斜可能会导致螺钉无意地向内侧偏移。

使用高速磨钻注意事项

- 避免偏移的关键。
- 磨钻头骨皮质表面钻孔。
- 骨皮质钻孔建立引导通道。

即使再仔细计划，也不能完全避免螺钉轨迹与骨表面成斜角相交。

除了仔细的计划，要减少皮肤和软组织障碍引起的偏移，还可以通过精心规划的皮肤切口来实现，该切口通过软组织、筋膜和肌肉组织直接到骨。我们通常以 90° 的角度做通道至少两次，直到到达骨头的通道没有阻力。

尽管采取了所有这些措施，我们的经验表明，防止偏移的最佳措施是使用高速空气磨钻来进行皮质骨钻孔，使导向通道和后续其他工具如攻丝和螺钉无阻力通过。

这项技术成功的关键是在实时导航下将高速钻头磨入骨内，然后再退出，这样就绝对没有骨接触。这时高速磨钻采用全功率，并轻轻滑动或浮动在预定的轨道上，不施加力以免引起偏移。这种技术虽然听上去很容易进行，但在处理硬化骨时需要耐心，即使用高速磨钻也需要一些时间才能穿透。我们冲洗封闭通过工作通道磨钻手柄的外壳，以避免来自血痂或表面/材料特性的任何阻力。这种技术已被证明是可靠的，可以适用于每个螺钉置入。

体位的摆放

- 衬垫和保护。

- 维持视线无阻挡。

- 成像设备空间畅通。

- 旋转锁定。

体位的摆放的细节分为几大类：衬垫和保护，畸形矫正的适当预期，成像和机器人移动的预期，以及光学跟踪的视线维持。

患者的安全总是最重要的，要进行适当的体位摆放，术前需对患者的肩关节情况、不稳定的关节、特别眼睛保护问题、植入物和畸形进行评估。在这种情况下，严重的后凸畸形患者体位的摆放要有策略，可以随着减压和松解手术的进行，显著减少畸形，而无需重新摆放体位。

患者膝盖不要过度弯曲，这样确保手术床无折叠，避免光学跟踪的视线阻挡。

检查手术床的高度并确保 O 臂™ 和 C 臂可以通过手术台下方。检查并固定手术床的旋转开关锁定。

麻醉师、神经电生理监测团队、手术医生，以及整个团队的其他人，在继续手术前都要检查患者的体位。

手术步骤

术前准备和铺单

- 术前准备和铺单要高而宽。

- 避免手术单影响视线。

- 清理手术台下通道，使成像设备畅通。

我们准的工作场所非常大——通常准备的横向和头尾两端空间要比手术区域所需要的大得多。这样做的理由有两个。首先，它允许极端的外侧到内侧的置钉轨迹，其中入点可以远离中线。其次，它在很大程度上消除了手术单分层和场地污染的可能性。我们的第一步是使用 DuraPrep™ 消毒液（3M, St. Paul, MN, USA）手术消毒，小心避免聚集，并注意确保其已完全干燥。接下来，使用手术单来覆盖手术野边界。紧随其后的是铺手 Ioban™ 术洞巾 （3M），要保证其光滑无皱。最上层的无菌单铺设更要小心，要避免堆集影响光学跟踪。将弹性手术单铺放在暴露的上端和下端，以降低手术单的轮廓，便于 O 型臂 ™ 和 C 型臂轻松通过。

基准布置

- 稳固放置。
- 视线无阻挡。
- 无障碍的置钉轨迹。
- 空间宽敞。

机器人在计算螺钉轨迹时的参考点基于光学跟踪的基准球，这些球体被固定在坚硬骨上，并与脊柱结构注册。动态注册基座（DRB）将四个光学跟踪球体固定在一个共同的固定杆。一个独立放置的监视器持有另一个球体。如果动态注册基座相对于监视器无意中移动，机器人会提醒外科医生基准点可能发生移动。两个注册装置对于检测基准点在手术过程中的移动方面提供了更高的安全性。

从实际的角度来看，有五点是需要注意的：

首先，基准点必须实现坚固、稳定的骨性锚定。如果使用单钉或方钉固定，必须要保证足够的把持力。如果使用棘突夹，需格外小心注意获得牢固固定。无论骨锚定机制或解剖条件如何，牢固的骨固定是安全的基石。

第二，机器人摄像机和基准球之间必须保持视线畅通。理想情况下，基准球的放置应该预测 DRB 和监视设备之间大间距下摄像机的位置，允许相机轻松地分辨每个单独的球体。在这种情况下，放置涉及将基准点安装到棘突，并在矢状面上有目的地偏移 DRB 和监视标记，以便 DRB 不会在监视标记上投下模糊的阴影。无菌单、托盘架和设备引起的视线阻挡必须加以处理。

第三，基准球的放置必须要能预测可能的螺钉轨迹，并避免与机器人手臂碰撞。这很容易实现，并且随着时间的推移，我们选择放置在 PSIS 下方或 L1 下方。胸椎手术，重要的是要考虑到螺钉节段和计划的中线切口暴露，并将 DRB 和监测标记放置在最近手术节段不超过两个节段的距离。这在胸椎手术中尤为重要，并避免了基准注册丢失。

另外还有两点值得一提。基准球必须保持清洁。习惯成自然，这很容易完成。污渍的潜在来源可能包括冲洗液、血液和外科手套中污染物。球体的污染会导致监视标记功能的减弱和摄像机跟踪的闪烁。污染时需用干燥的 Ray-Tec 海绵（Johnson & Johnson, New Brunswick, NJ, USA）清洗球体。

最后，我们在 DRB 和监测标记物周围建立一个"禁飞区"。我们谨慎地避免器械、导线、管道通过，避免任何无意的基准点移动。

注册

- 可靠植入注册 Cage。
- 注册 Cage 尽可能靠近脊柱。
- 无皮肤接触。
- 脊柱靶区和基准点均在视野范围。
- 如果需要调整 / 修改注册，宜早不宜迟。
- 从 O 型臂™数据中检查定位。

把基准放置在最佳位置后，我们把目标转到手术靶区放置定位 Cage。就像基准一样，我们希望放置是安全的，没有运动。我们希望注册笼尽可能接近皮肤表面，而不需要接触，以压缩脊柱和 Cage 注册点之间的距离。如果过于疏忽，基准 Cage 有可能在 O 型臂™注册的视野之外。注册 Cage 和脊柱解剖必须在同一幅图像中，以准确地注册图像。

在呼吸暂停时旋转 O 型臂 ™ 并采集图像。将图像发送到 Excelsius GPS® 计算机并在手术医生的监督下自动注册。

规划

螺钉规划是 ExcelsiusGPS® 平台的特殊优势之一。在最终规划中直观的鼠标拖放置钉可以通过粗略和精细选项进行微调。快速评估每个目标层面中的螺钉位置并使用轨迹视图沿椎弓根长度快速向下滚动的功能增强了规划软件的实用性。

三维视图可以总体观察内固定结构，从而可以轻松评估矢状和冠状对线。计划易于修正对于优化内固定位置、帮助简化连接棒通过都有帮助，确保不会由于螺钉对线不良而出现的增加继发性应力。

与直觉相反，我们发现外侧到内侧的置钉轨迹才是最安全的。

规划步骤

- 草拟初步计划。
- 优化每个层面的计划。

- 浏览每个椎弓根轴位。
- 优化矢状面和冠状面。
- 再次核查计划。

机器人对接和演练

计划完成后，安放机器人到位并对接。摄像机检测机器人手臂的位置，并显示各种机器人轨迹在摄像范围内。机器人通常被放置在手术部位的头侧，并靠近肩膀。注意确保地板上没有任何可能干扰机器人牢固对接的碎屑或阻挡。此时，机器人通过不同的轨迹依次绘制皮肤表面上每个钉道轨迹的入点。

在大多数情况下，使用双侧旁正中切口入路，保持在中线外侧。皮肤切口选择可以进入所有置钉入点，切口既要考虑所有入点，还要注意入路保持旁正中，避免头侧操作器械末端过中线。

根据我们的经验，长旁正中入路切口在很多方面都优于多个小切口。首先，大切口使得器械通过时能广泛避开皮肤，并减少植入物放置过程中螺钉尾部污染的可能性。其次，能够更容易且完全牵开软组织入路。第三，可以扩大中线区域暴露，更好地保持中线和切口之间的皮肤完整性。

最后，它允许更顺畅地植入连接棒，并且如果需要，可以进行真正意义的后外侧和横突间植骨。

切口布局

- 单一直切口。
- 保持旁正中入路。
- 最好能够满足不同的置钉入点需要。

螺钉放置

切开皮肤后，通过激活脚踏板将机器人带到所需的置钉轨迹。显示控制台指示轨迹锁定，末端执行器（机械臂的工作通道）固定就位并准备好器械通道。

首先 20 号刀片通过切开并分离软组织（包括筋膜），因为软组织可能导致钻头、攻丝或螺钉偏移，或导致脱机，从而使器械偏离轨迹。我们通常将刀片平行通过，然后垂直于脊柱的长轴，以确保这些器械不会被缠住。

接下来，使用 5mm 球形切割钻头的高速磨钻在导航下推进，轻轻放下，接触骨头。

视觉跟踪数据与人体骨接触部位的关联可以作为跟踪的确认。钻头从骨表面抬起并满功率运转。钻头可以轻轻地漂浮或沿着轨迹滑动，在钻机接触并穿破骨皮质时缓慢前进。然后在实时跟踪控制下进一步钻孔。

在大多数情况下，通过导向钻孔，随着钻头接触骨皮质穿孔，并超过皮质表面5～10mm，可以识别发现骨皮质的缺陷。再次，钻头在实时跟踪下通过其自身的力量小心推进。我们对每个螺钉孔攻丝位，并在此过程中对骨骼质量进行评估。如果感觉骨骼质量很差，我们将延长节段内固定以分散应力。相反，如果骨质量特别好，我们可能会缩短固定节段。不可否认，这有点儿主观，虽然我们认为在骨密度或影像正常情况下无需再讨论骨质量的好与坏，但有时候事实与数据相差很远。

接下来，放置椎弓根螺钉。由手术医生和技术人员口头确定螺钉的直径和长度，并由助手再次确认。通过对螺钉位置的实时跟踪，与视觉跟踪数据相比，骨接触可进行螺钉长度的确认。随着螺钉拧入，显示控制台可以显示满意的检查标记与可接受的螺钉位置。

器械使用的节奏流畅可控，而且随着经验的增加，更容易操作。

除非有非常特殊的情况，在器械通过或置钉过程中不需暂停患者呼吸。显示屏上的显示器可以跟踪呼吸后的运动，我们偶尔会计时呼吸周期，但通常呼吸周期不会干扰内固定的置入。

在末端执行器上还有一个压力监测器，它可以检测到偏离轨迹的力，并在检测到力过大时提醒外科医生。根据我们的经验，虽然压力监测器非常有用，但有时即使不完全依赖于压力监测器，你也可以在置钉期间发现置钉偏离轴线。

术中螺钉置入后验证

螺钉置入后，旋转 O 型臂™以验证螺钉置入情况。仔细分析每个螺钉轴位、矢状面和冠状面位置，对螺钉位置进行绝对可靠的确认，然后再进行下一步操作。每个旋转序列不超过 30 秒，从放置 O 型臂™到查看图像的总时间约为 3 分钟。辐射暴露的问题并非微不足道，但权衡利弊，如果出现螺钉置入不理想，结果就可能出现内固定受损或需要进行手术翻修，因此，我们认为 O 型臂™验证是值得的。

即使有足够的脊柱机器人使用经验和精准置放螺钉的资料支持，在操作中也偶尔需要调整。尽管文献统计上少见，螺钉置入后验证能允许关闭切口前进行纠正，以避免返工，这也使我们可以确信机器人操作已得到绝对验证。

连接棒放置

连接棒的长度是用测量脚规估算的，并且应仔细预弯连接棒，使之与脊柱的曲率相匹配。在胸椎手术中，连接棒的弧度经过精心预弯，以匹配凸度并避免对植入物产生过度应力。连接棒能否顺利穿入取决于对远端的考虑，它需要小心地穿过椎弓根螺钉的钉尾延长片。仔细规划，通常通过前两个螺钉定义一条线并随着连接棒旋转轻轻调整方向，直到连接棒完全穿入。可以观察到连接棒逐步朝着钉尾方向穿过椎弓根钉钉尾延长片。

通过直视或 C 臂成像确认适当的连接棒长度至关重要。一个漫长手术接近结束，难免会产生只剩下一根棒就"几乎全部完成"的想法，要尽力避免这些想法，并进行规范操作；以确保内固定是合理的。要求每个螺丝帽与钉尾最佳匹配和连接棒位置良好。术前螺钉规划和对线极大地简化了这个步骤。把连接棒杆顺利安放到位得益于术前精心规划。

另一个好处是可以避免长节段内固定中的局部应力集中，积极用力把连接棒安放到位，确保能两者兼顾。每个螺帽都要反复检查，以避免后期松动。长皮肤切口便于放置长节段胸椎连接棒。C 形臂用于确认内固定的位置和对线。

植骨

连续旁正中暴露可以轻松显露关节突关节、后外侧或横突间植骨。植入的螺钉可以作为小关节和外侧骨结构现成的引导标志。移植部位去骨皮质并轻压植骨就很容易完成。

关闭切口

仔细检查术野止血情况，确信硬膜完整和减压确实后进行切口闭合。一般正中切口暴露都会放置引流管，而旁正中切口暴露几乎从不使用引流管。分层缝合包括腰背筋膜在内的类似组织，然后闭合皮肤，对合皮缘要小心皮肤外翻。在本病例，由于患者有既往手术史，闭合筋膜具有挑战性，皮肤闭合更要特别谨慎。引流管总是用粗缝线固定在皮肤上，并注意防止晚期引流管脱落。

规划和手术效果的技术方面

除了放置内固定，本病例中最大的技术挑战是畸形矫正。完全切除椎板和小关节突，双侧椎间盘切除和经椎弓根椎体切除，可以平缓和逐渐矫正畸形，我们可以通过后方松解移位骨和软组织进行椎管减压。最终，由内固定的长杠杆臂获得效果良好的畸形矫正。

术后 3 个月，患者可以使用助行器行走。

疼痛可以用非麻醉性药物来控制，她的膀胱功能已经恢复。

小贴士 / 观察结果 / 经验教训

随着人口老龄化，老年患者的问题也越来越复杂，严重的内科合并症以及对功能改善的高期望值，使得脊柱机器人手术在我们的实践中备受欢迎。机器人优势已在显著减少失血和减少相关的一般生理压力，保护心脏、肾脏和肺功能方面得到证实。机器人手术的优势已在许多方面得到实现，比如手术时间与开放手术时间相当，并且置钉的准确率非常高。

一个敬业的核心团队定期使用机器人平台能够不断提高机器人技术。在最需要它的时候，要确保对机器人平台的熟悉和信赖，即使在充满挑战的情况下，我们也可以完成。

每一次脊柱外科手术都不同。每次都要使用手头的工具和专业知识来设计最适合的程序。熟练掌握手头的工具可以保证手术能获得肯定的效果。

归根结底，脊柱机器人的未来取决于其是否能持续展现相对于开放式或更传统导航技术的优势。与任何新的手术工具一样，能否被广泛采用将遵循可重复性、卓越性能和易用性。我们的实践表明，机器人手术都符合这些标准（图 6.1–6.16）。

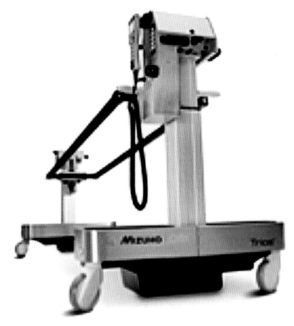

图 6.2　Mizuho 手术床——其外形低、窄，床下空间宽。

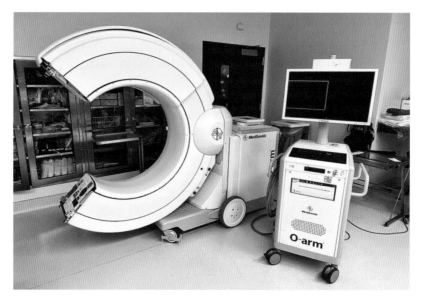

图 6.3　Medtronic O 型臂 ™。

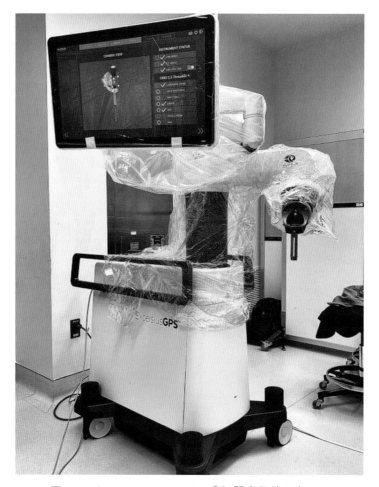

图 6.4　Globus ExcelsiusGPS® 机器人导航平台。

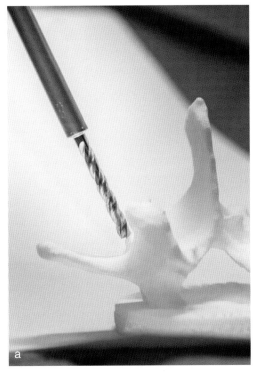

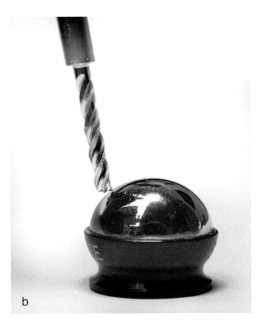

图 6.5　（a-b）：图像显示通过钻孔轨迹相对于斜面时，存在偏移和滑移的潜在可能。

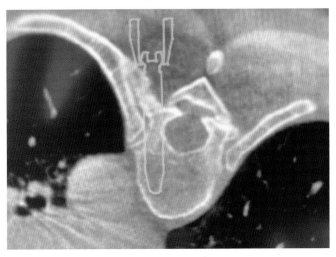

图 6.6　螺钉规划轴位视图——注意横突相对于螺钉轨迹的斜率，以及发生内侧偏移的可能性。

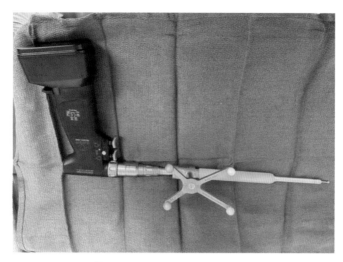

图 6.7　带有附加跟踪设置的高速空气磨钻。

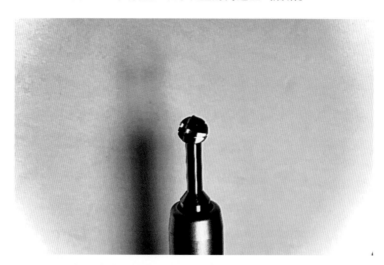

图 6.8　高速磨钻详细显示，用于皮质骨穿孔的球形切割头。

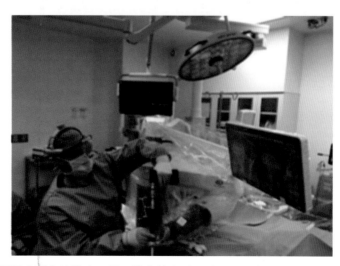

图 6.9　展示应用高速钻头，显示器上的实时跟踪，以及朝向摄像头的跟踪配置。

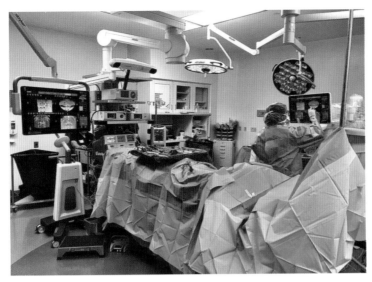

图 6.10　最终的体位设置。注意照相机的视线清晰。

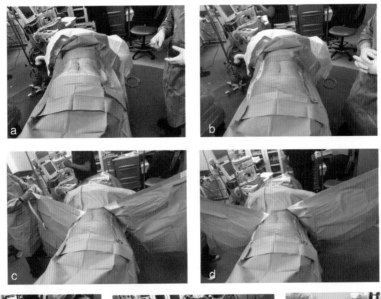

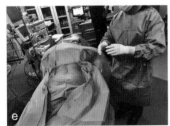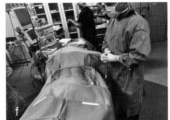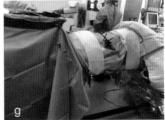

图 6.11　（a-g）：铺单步骤，注意广泛的准备和铺单。弹性包裹无菌单以确保轮廓较低，允许成像设备的轻松通过。

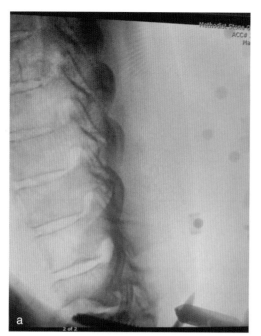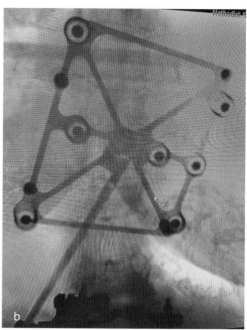

图 6.12　（a-b）：术中前后位和侧位成像：注意正位片上参考架以胸椎上部为中心。基准球在侧位图像上清晰可见。

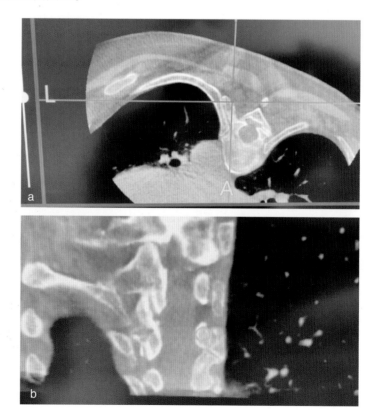

图 6.13　（a-b）：胸椎弓根螺钉规划——注意 CT 轴向滑移的可能，冠状位上评估螺钉位置较容易。

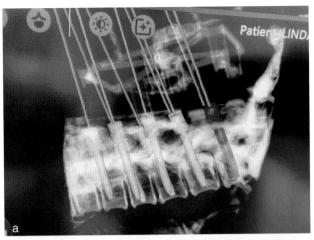

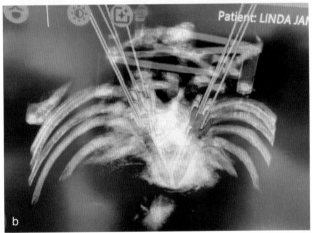

图 6.14 （a–b）：胸椎螺钉规划完成，确认矢状面和冠状面力线。

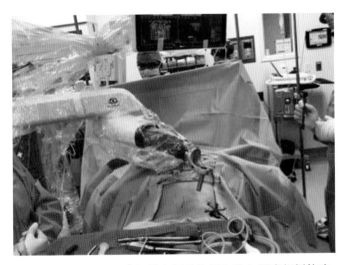

图 6.15 ExcelsiusGPS® 机器人摆放位置和进入预定规划轨迹。

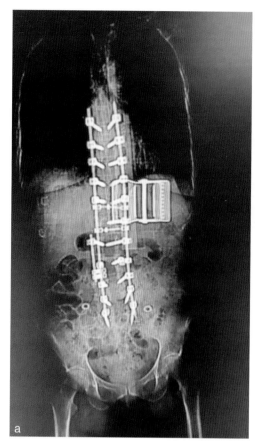

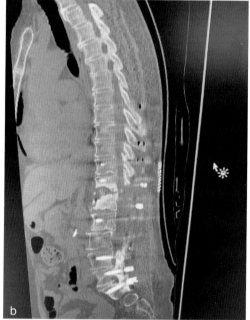

图 6.16 （a–b）：术后前后和侧视图显示畸形矫正良好。

病例 7：机器人骶骨骨盆固定翻修骶髂关节融合

Colin M. Haines, MD, Brandon J. Allen, Miles T. Guth, and Christopher R. Good, MD, FACS

由于解剖结构异常、解剖视野受限和骨量低，翻修骶髂融合可能意味着独特的技术挑战。导航机器人引导可以通过结合三维术前计划、术中机器人导航和实时导航确认来帮助克服这些困难。这些功能使手术医生能够在复杂解剖结构中改善植入物的位置、密度和准确性。在面临严重骨质疏松的情况下融合骶髂关节需要最佳的植入物固定，该技术需要手术医生将多个植入物安全地放置在一个小的解剖区域而不会发生碰撞。

病例介绍

患者，女性，36 岁，主诉为严重的背部疼痛和局限于骶髂（SI）关节的右侧臀部疼痛。她有因椎板切除术后不稳定 /L5 ～ S1 脊椎滑脱而行前路腰椎体间融合（ALIF）矫形手术史。该手术后她的神经根性疼痛改善，但右侧的下腰痛持续，随后接受了开放式 SI 关节融合术，术中使用 S1 和髂骨螺钉及螺纹骨栓。该手术因假关节而变得复杂，随后她接受了 SI 翻修融合内固定和同种异体股骨环、螺纹金属 Cage 和骨形态发生蛋白的治疗，假关节持续无好转（图 7.1 至图 7.2）。她目前的 SI 关节疼痛评分为 8/10，并且活动 SI 会诱发疼痛，包括 FABER、牵拉、推力、挤压和 Gaenslen 试验。下肢神经系统完好。诊断性 SI 关节造影暂时使她的疼痛缓解。

既往病史为哮喘和甲状腺功能减退症。她不吸烟，非缴费医保家族史，除上述情况外，没有做过任何手术。

平片和 CT 扫描证实 L5 ～ S1 骨性融合，MRI 未显示任何明显的腰椎管狭窄或邻近椎间盘病变。右侧 SI 关节 CT 扫描显示骶骨和髂骨的骨丢失，未融合。前次手术内固定位置适当，关节间隙有多个植骨物，包括股环同种异体骨、螺纹同种异体骨以及螺纹金属植入物。

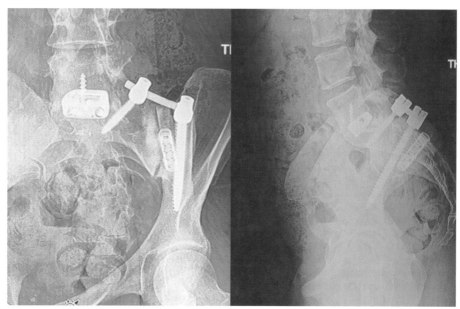

图 7.1　术前 AP 和侧位 X 线检查显示，尽管在骶髂关节 S1 螺钉、髂骨螺钉开放性融合术后，仍出现骶髂关节假关节。

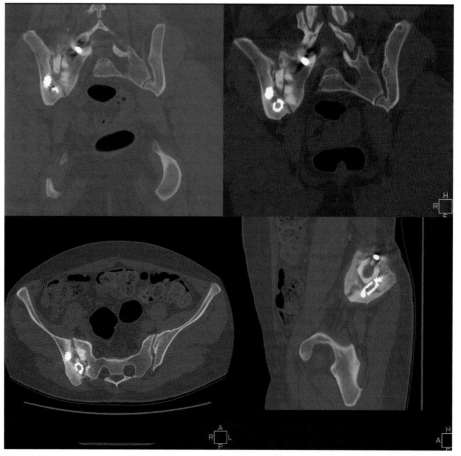

图 7.2　术前 CT 图像显示 SI 关节假关节，金属 Cage 松动和股环同种异体骨移植松动。

关键技术难点

- 需要在之前的两次尝试融合失败的情况下实现融合。
- SI 关节内固定周围有明显的骨丢失。
- 建立良好移植骨稳定性，最大限度地提高融合率。
- 在有限的骶骨中实现良好的固定，而不能向前进入骨盆。
- 要在一个小的空间内实现多个固定轨迹而不发生碰撞。
- 规划植入物的位置，以实现双侧连接棒固定。

手术理念

第三次翻修骶髂关节融合非常具有挑战性。患者的复杂解剖结构使得手术更加困难，导致患者假关节形成的生物学因素也至关重要。从手术的角度来看，需要最大限度地提高严重骨质丢失区域的稳定性，并增加去皮质的融合面。此外，还需要对软组织管理进行术前规划，以尽量减少感染或伤口并发症发生的风险。

机器人技术非常适合这种困难的手术。三维、基于 CT 的术前规划软件使得手术医生可以规划并优化内固定和植骨的轨迹，以便在跨越关节形成"晶格"（图 7.3）。此外，通过将轨迹外推到皮肤水平，可以仔细规划切口以最大限度地减少软组织张力（图 7.4）。一旦准备好理想的术前计划，在手术室中使用机器人引导来引导手术步骤，并精确放置所有植入物和骨移植轨迹，而导航组件则作为机器人引导的独立验证。实时导航还可提供有关植入物深度的关键信息，以防止向前方侵入骨盆。

手术步骤

- 获得术前骨盆及骶髂关节 CT 扫描。
- 使用 3D 规划软件计划内固定和移植物的位置和皮肤切口。
- 病人俯卧于 Jackson 手术床上。
- 将 Mazor X Stealth Edition 系统安装到 Jackson 手术床和患者，使用螺纹针拧入对侧髂后下棘（PSIS）。
- 将导航框架安装到对侧 PSIS（机器人和导航系统独立安装）。
- 使用 MSE 系统执行 CT 到透视注册。
- 使用机器人引导来确定皮肤切口的位置。
- 翻修开放暴露右侧 SI 关节并移除旧的植入物。

● 实时导航引导下假关节翻修截骨融合。

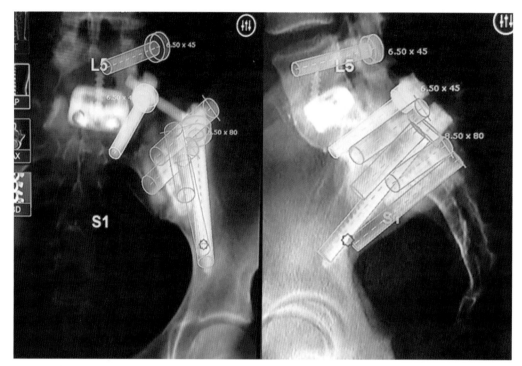

图 7.3 术前计划前后位和侧位显示腰骨盆区 7 个轨迹（L5 和 S1 椎弓根螺钉、2 个髂螺钉和 3 个螺纹 cage）。

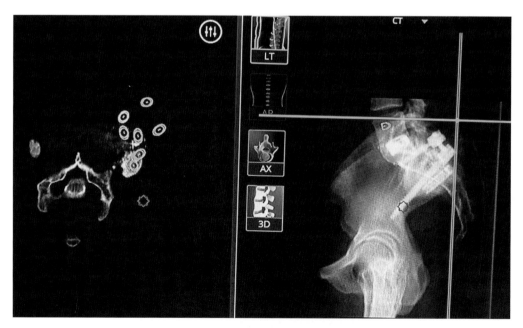

图 7.4 术前计划显示螺钉轨迹的皮肤水平，以确定最佳的皮肤切口。

● 使用 Stealth Edition 机器人引导 / 导航将螺钉植入 L5、骶骨和髂骨 ×2。

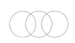

- 根据术前计划使用 Stealth Edition 机器人引导 / 导航放置螺纹金属 SI 融合器 × 3。
- 术中 CT 扫描以确定内固定位置适当。
- 骶髂关节的补充植骨。

作者认为，对于解剖结构复杂的手术，术前计划至关重要。对于该患者，由于存在假关节病的临床担忧，因此要求进行 CT 扫描以进行影像学确认。最初的诊断 CT 扫描是使用机器人方案（连续轴向切割层面 <1mm）进行的，该方案可确认诊断，但也可以使用 Mazor X Stealth Edition 系统，而无需任何额外的成像或透视。将此 CT 扫描输入机器人术前规划软件，进行详细的 3D 解剖规划，以实现最佳的植入物位置、密度评估和固定。

手术开始时，患者在 Jackson 手术床上取俯卧位，在大腿、骨盆和胸处加衬垫，固定机器人在手术床上，并铺无菌单准备。接下来，沿着一个 1mm 的切口将一个针插入对侧 PSIS，机器人系统通过这个"骨架"牢固地连接到患者身上。在针的上方做一个单独的 1mm 切口，偏头侧将一个单独的针插入 PSIS，以连接导航参考架。在本病例中，使用了一个单独针的导航框架，使机器人和导航系统有独立的骨骼附着。

然后使用正侧位和斜位透视图像进行 CT 和透视注册，系统将这些图像与术前 CT 扫描进行"匹配"。然后使用机器人引导指向计划的轨迹与皮肤相交处的位置，并做 6cm 的皮肤切口。暴露右侧骶髂关节和内固定，直视下观察关节。识别并移除松动的金属骶髂融合 Cage 和同种异体股骨环。使用带有实时导航确认的机器人引导在 L5 和 S1 钻孔、攻丝和放置椎弓根螺钉，并放置两个髂骨螺钉用于固定骨盆。根据术前计划优化螺钉尾部的位置和深度，以方便双连接杆的固定连接。

然后将注意力转向在骶髂关节放置螺纹 Cage。使用机器人引导钻孔和沿髂骨进入骶骨轨道攻丝，然后沿着一条轨迹直接向下至尾侧骶髂关节。使用导航技术沿着这些轨迹放置螺纹融合 cage，优化植入物的深度和固定程度。在这种情况下，导航对于优化植入物放置深度至关重要。仅用透视来观察关节的前部是非常困难，因此机器人能够导航探针和内固定物对于患者安全非常重要（图 7.5）。

术中进行 CT 扫描以确定植入物的位置合适，然后使用同种异体移植物和骨形态发生蛋白植入关节的剩余区域。放置双连接棒，并使用横联杆以增加额外的稳定性。最后用 X 线透视证实植入位置，常规闭合切口。

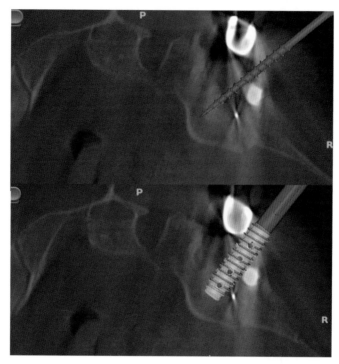

图 7.5　SI 关节术中轴向片显示机器人引导的攻丝和螺纹 Cage 放置的深度。

避免并发症的要点和技巧

- 仔细的术前计划是必要的。术前生成正确的三维计划是手术最关键的步骤。
- 对于本病例，为了使用机器人系统引导皮肤切口，在手术一开始就执行了机器人的连接和注册。在这种情况下，在进行注册后暴露过程中避免患者移动至关重要。
- 另一个暴露期间避免患者移位的关键点是，在将机器人系统连接并进行注册之前，暴露骶髂关节并去除松动的内固定。这将有助于避免病人在手术过程中移动。
- 使用机器人和导航引导来监测手术器械和植入物的轨迹和深度。
- 将机器人和导航附件的固定针放置在手术骶髂关节的对侧，以避免固定针 / 植入物的相互干扰。
- 一个定位针可同时用于机器人和导航，但两个定位针可以使机器人和导航系统独立工作，如果一个系统位置发生了变化，另一个系统仍然是准确的。
- 进行术中扫描以确定植入物的位置。

关键技术要点

骶髂关节功能障碍很常见，但其作为疼痛源经常被忽视。骶髂关节的症状表现与神经根病类似，因为感觉神经支配来自 L5 ~ S3 神经的分支[1]，或也易与椎间盘源性病变相混淆，这可能使诊断困难[2]。此外，由于关节成像困难，缺乏骶髂关节功能障碍的客观影像学证据，可能会进一步影响诊断。然而，尽管检测困难，但仍有报道称 30% 的慢性腰痛是由骶髂关节引起的[3]。

在解剖学上，骶髂关节是一个复杂且高度可变的关节。尽管骶髂关节是一个固定性关节，但关节仍可以旋转大约 3°，并且可以平移 2mm[4]。三个骨区域按大小降序排列是 S1、S2 和 S3，根据与它们相关的骨性节段命名。对骶髂关节功能同样重要的是包裹关节的强大韧带复合体。在腹侧，常与髂腰韧带、骨间韧带和背侧部分相连。对于非创伤性骶髂关节不稳定来说，通常韧带松弛是其根本原因。

仔细的病史和体格检查对于准确诊断至关重要。因为具有强大的背侧、腹侧和骨间韧带以及固有的骨稳定性，骶髂关节通常非常稳定[5]。然而，当存在不稳定性或异常运动时，疼痛常见，这是诊断性体检试验的基础。

骶髂关节疼痛很少需要手术治疗。当有手术指征时，矫正骶髂关节功能障碍的推荐方法是融合；然而，要实现成功融合和临床治愈可能非常困难。虽然骶髂关节开放手术可以最大限度地去除骨皮质并增加融合面积，但与 MIS/ 经皮入路[6]相比，手术本身可能是存在许多缺陷，有更多的相关并发症。相反，虽然经皮骶髂关节融合并发症较少，但骨融合表面积更小，所以实现融合更困难。作者认为，一个翻修的病例需要开放入路来增加融合的可能。这不仅是因为开放手术能充分进行附近的骶骨和髂骨去皮质，而且因为它能更容易去除松动的内固定。

当取出移植物和需要修复时，需要考虑机器人注册的术中时间。在注册之前移除植入物可能会影响放射影像注册的能力，因为从术前 CT 扫描到术中 X 射线的放射影像参考点的变化都会影响计算机图像识别。然而，在配准后再手术移除固定良好的植入物，可能会因为旋转扭矩或过度的力变化，导致患者解剖结构发生改变，从而影响机器人的准确性。考虑到这一点，作者目前建议前期暴露和移除少量植入物，这样对机器人注册产生的负面影响较小。虽然在手术开始时安装机器人并使用机器人引导来优化该患者的皮肤切口有好处，但必须非常小心，不要在切口暴露或植入物移除期间移动患者，因此，我们目前建议在机器人连接和注册之前暴露和移除内固定。

对于本病例，机器人导航器械非常有帮助。仅靠机器人引导虽然可以，但却不够。实时导航可实现植入物深度的可视化，对患者安全至关重要，尤其是在骨盆前部解剖结构中。将机器人技术与导航引导相结合，可使手术医生能够持续可视工具位置，从而提高准确性和患者的安全性。同样，由于该病例的解剖复杂性，建议进行术中 CT 扫描。在 X 线下不能很好地观察骨骼解剖结构，确认性 CT 扫描有助于确认植入物的正确位置。

虽然在没有术前计划和导航机器人的情况下，也可以对骶髂关节融合翻修，但机器人技术使手术管理更有效、更准确，具有显著的临床获益。作者认为，对这种困难的病例，单独使用透视或导航将很难保证精确地植入和放置。最终，患者术后 1 年随访，CT 证实骶髂关节坚固融合（图 7.6 和 7.7）。本病例强调了 3D 术前计划、机器人引导和导航确认的益处，尤其对解剖学结构困难者或是翻修手术更是如此。

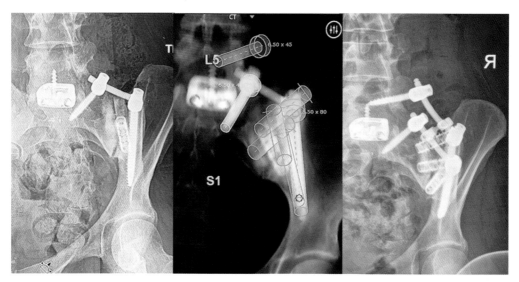

图 7.6　术前 X 线前后位、术前机器人计划及术后最终 X 线显示，术前计划与术后植入位置及双棒结构有良好的对应。

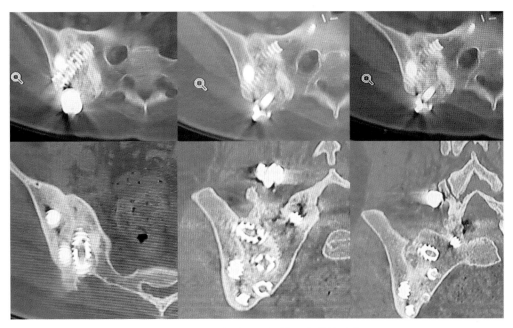

图 7.7　术后 1 年的 CT 扫描证实骨性融合。

参考文献

1. Bradley KC. The anatomy of backache. ANZ J Surg. 1974;44（3）:227–32.

2. Foley BS, Buschbacher RM. Sacroiliac joint pain: anatomy, biomechanics, diagnosis, and treatment. Am J Phys Med Rehabil. 2006;85（12）:997–1006.

3. Schwarzer AC, Aprill CN, Bogduk N. The sacroiliac joint in chronic low back pain. Spine （Phila Pa 1976）. 1995;20（1）:31–37.

4. Joukar A, Shah A, Kiapour A, et al. Gender specific sacroiliac joint biomechanics during standing upright. Spine. 2018;43（18）:1.

5. Palastanga NP, Soames R. Anatomy and human movement: structure and function.Edinburgh: Churchill Livingstone/Elsevier; 2011.

6. Smith AG, Capobianco R, Cher D, et al. Open versus minimally invasive sacroiliac joint fusion: a multi–center comparison of perioperative measures and clinical outcomes. Ann Surg Innov Res. 2013;7（1）:14.

病例 8：成人特发性脊柱侧弯

Ehsan Jazini, MD, Andre D. Sabet, MS, and Christopher R. Good, MD

病例介绍

患者，女性，23 岁，长跑运动员，因进行性青少年特发性脊柱侧弯就诊（图 8.1）。主诉过去几年右侧胸部疼痛和右侧腰部轻度疼痛（图 8.2）。由于疼痛被迫停止长跑。术前疼痛视觉模拟疼痛评分（VAS 评分）为 4/10。未曾进行任何药物治疗。

她自述侧弯幅度随着时间的推移而进展。15 岁时被诊断为胸椎侧弯约 40°，15 岁时月经初潮。除此之外，过去治疗史简单，从来没有应用支具矫正脊柱侧弯。她不吸烟。Adam 前曲实验提示一个右胸椎顶椎旋转和左侧腰椎顶椎旋转。

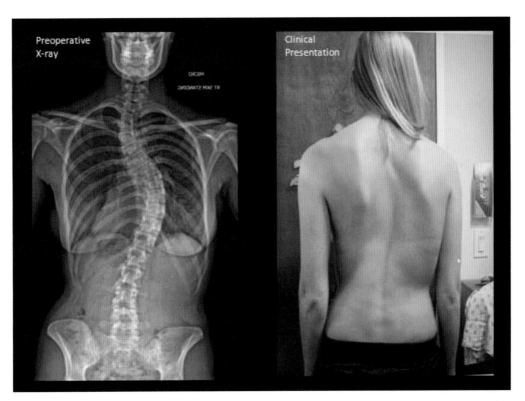

图 8.1　患者站立位前后位片及患者背部视图，显示右侧胸椎脊柱侧凸，上下均有代偿性侧弯。

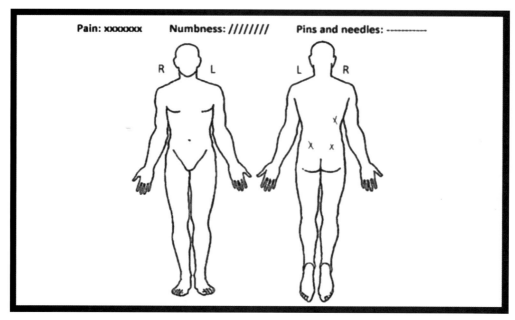

图 8.2 疼痛分布图，"X"标记处为不适区域。

站立脊柱侧弯 X 线显示右侧胸椎明显侧弯伴代偿性腰椎侧弯。她的曲线测量近端左侧胸弯 42°，右侧胸弯 58°，左侧腰弯 23°。在知情同意及讨论风险和收益进行告知后，患者选择接受进行手术干预的建议，以纠正她的脊柱侧弯和防止侧弯进展。

手术理念

脊柱外科机器人 Mazor X Stealth Edition 系统包括术前三维规划软件、计算机引导机械臂和术中导航技术——所有这些技术都被联合用于优化术中精度，以提高患者安全性，减少术后神经并发症的风险，并防止翻修手术。术者可以应用 Mazor X Stealth Edition 系统进行术前计划内固定放置和模拟侧弯校正。这些视觉效果可以增强患者对预计手术流程的理解，并对手术有合理的期望值。此外，与标准透视辅助手术技术相比，Mazor 技术已被证明可以减少术中辐射量。导航技术使外科医生能够更好地理解其术中内固定放置与术前计划之间的空间关系，从而协同提高机器人辅助手术的精度。

Mazor X Stealth Edition 系统的三维、基于 CT 的术前规划软件允许术者为脊柱侧弯患者规划和优化内固定植入并模拟侧弯矫正（图 8.3）。此外，通过推断钉道轨迹相对应的皮肤水平，可以仔细设计切口，以减少软组织张力。一旦做好了理想的术前规划，手术室就可以使用机器人导航来指导手术步骤，并精确地放置所有内植物，而导航组件则作为机器人引导的独立验证，并提供关于植入物深度的关键信息。

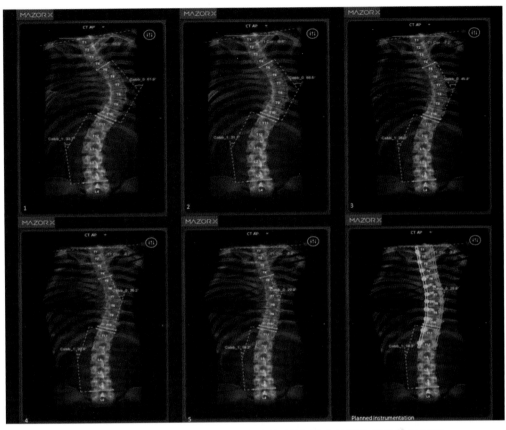

图 8.3　术前应用术前计划软件进行规划机器人辅助放置胸椎椎弓根螺钉。

作者认为，术前计划对于一个解剖复杂的手术至关重要。对于本患者，采用了机器人协议（连续轴向扫描层厚 <1mm）进行初期诊断性 CT 扫描，该结果可以应用于 Mazor X Stealth Edition 版系统软件中。该 CT 扫描数据输入机器人术前规划软件，以便进行详细的三维解剖规划，以实现最佳的内固定位置、密度和固定。仔细的术前计划是必要的，并且本病例在实际手术前的许多天就进行了规划。这种术前计划不仅可以加强对患者教育，还可以使医院手术室进行更好的术前准备。内固定的位置和大小在手术前就很清楚，提高了术中效率，避免打开不必要的器械和植入物，以降低成本。

手术步骤

患者在 Jackson 手术床摆放体位，透视初步确定手术切口部位。患者与机器人设备手术消毒以无菌操作进行铺单。暴露脊柱，并在相应节段进行关节突关节切除。把定位夹固定在棘突上，Mazor X Stealth Edition 版机器人牢固连接 Jackson 手术床与棘突固定夹，保持术中机器人系统和病人高度稳定性。拍前后位和斜位透视，注册术前 CT 扫描图像并与术中透视图像相匹配。然后确认机器人上的参考架和手术器械相对于导航摄像头有足够的视线。

按照术前计划放置机械臂，以便术者可以通过机械臂的钻头导向插入一个钻头，以匹配术前计划的位置和角度。术者通过目测确保机器人导向着陆点正确，然后钻定位孔，放置攻丝，通过机械臂和末端执行器植入椎弓根螺钉，同时使用导航技术通过导航显示监测来评估螺钉的路径、深度和角度。每枚椎弓根螺钉植入都重复这个过程。通常椎弓根螺钉放置需要用探针在攻丝后置钉前探查椎弓根钉道。万向螺钉放置在内固定的顶部和底部，在顶端使用矢状调整螺钉（SAS），以允许去旋转。

采用电刺激法确保椎弓根螺钉与出口神经根之间没有区域接触，腰椎的最小阈值为 10mA，胸椎为 8mA。神经监测还包括使用经颅运动诱发电位（TcMEP）和体感诱发电位（SSEP），该病例在整个手术过程中都在正常范围内。透视以评估椎弓根螺钉的最终放置情况。

然后截取连接棒并预弯。在顶椎采用 Smart Link 双棒连接装置去旋转。原位冠面侧弯采用压缩 / 牵开操作来进行最终矫正。

进行 X 线检查以确保侧弯矫正，并将图像与术前计划进行比较（图 8.4）。术者确定矫正满意后，然后去皮质骨并植骨。切口放置引流管，关闭手术伤口，然后进行唤醒试验。

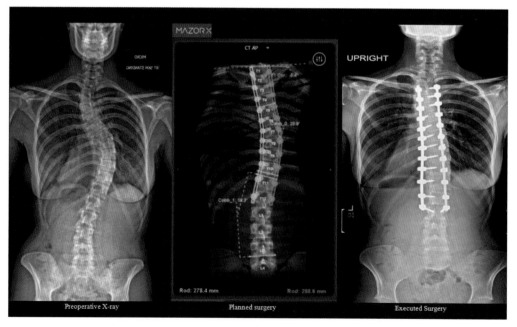

图 8.4　术前全脊柱前后位 X 线片、术前规划软件、术后全脊柱前后位 X 线片。

避免并发症的难点和要点

1. 机器人注册

- 定义：在手术开始时拍摄患者的透视图像，使患者的术中位置与用来计划手术的术前 CT 图像相匹配。这是每个机器人系统软件所独有的专有过程。

- 难点：注册可能因畸形、来自软组织的影像学干扰而复杂化，并受到单一透视可包括的椎体节段数量限制。

- 要点：除了选择适当的患者，在透视、节段注册前用生理盐水填充手术伤口，并确保与终板有适当的捕获角度，这些都可以用来避免注册问题。

2. "可及力"

- 定义：在固定好 Mazor X Stealth 系统的位置后机械臂可以达到的有限节段数目。

- 难点：将机器人固定在手术床上的位置对于整体手术来说如果不正确，将导致术中重新摆放位置，并可能随后导致手术野无菌操作出现问题。

- 要点：适当的术前规划和特别注意相关脊柱区域的独特特征，将确保手术机器人可以在不重新摆放位置的情况下达到所有期望的节段。在预定手术节段放置棘突夹。一般来说，一次透视注册可包括 5～8 个节段，工作领域不应超过棘突夹区上下两个节段，可减少可动的脊柱和机器人系统之间的移动。

3. 切割

- 定义：钻头和骨之间的严重斜形界面可能导致规划的轨迹偏移。

- 难点：经皮机器人入路限制了独特骨结构的可视化，从而增加了潜在的内外侧面锐性斜面（图 8.5）和上下面（图 8.6）界面的切割。

- 要点：协同使用 MAZOR X Stealth 机器人和导航系统，应制定术前计划，使钻头应和骨面垂直接触，以防止切割。在一个开放手术过程中，任何可能出现切割的风险都是可以通过使用磨钻或 Leksell 伽马刀将责任区域磨平来消除的。

4. 病人 / 机器人的运动

- 定义：在手术过程中，可能会发生病人相对于机器人的移动。

- 难点：MAZOR 机器人术中可能无法检测到微小的运动，并可能导致为术前计划和手术轨迹不一致。

- 要点：通过术前规划运动轨迹以减少软组织破坏，增加固定点的数量，并强调适当的软组织处理以减少牵拉。一旦完成了机器人注册，就不应该旋转手术床，而且必须注意不要大幅度触碰或移动患者，这可能会导致机器人系统和患者之间的位置不准确。

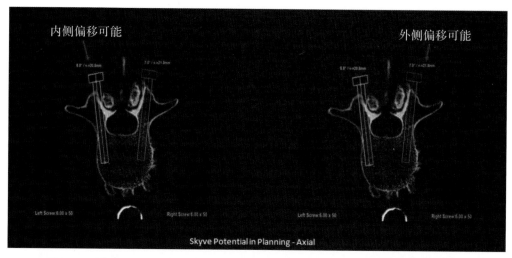

图 8.5　螺钉平面轴向视图。注意小关节相对于螺钉轨迹的斜面，以及内侧和外侧偏移的可能。

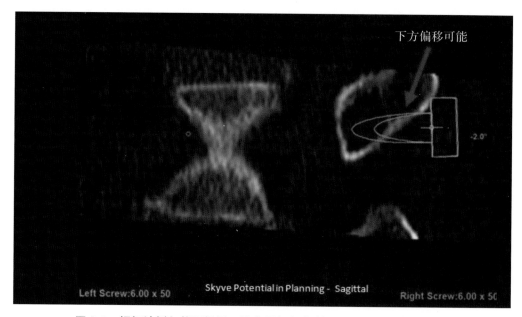

图 8.6　螺钉计划矢状面视图。注意螺钉入点斜面和下方切割的可能。

5. 视线

- 定义：导航技术依赖于摄像头和各种参考架之间的通信和反馈。
- 难点：摄像头和安装在机器人和手术工具上的参考架之间必须保持视线畅

通，以确保导航技术正常运行。

- 要点：术前放置导航摄像机时应特别小心，保持摄像机和参考架之间的视线，以便术者操作动作和运动范围不受限制。

关键技术要点

- The MAZOR X Stealth Edition 系统是一个强大的工具，可用于术前计划和模拟手术目标，使用这些计划进行患者教育，并提高术中精度。
- 手术机器人可用于实现更好的内固定，延长螺钉使用寿命，提高椎弓根嵌合。
- 导航技术是另一种反馈来源，术者可以观察螺钉植入实时轨迹，从而可以跟踪术中进度并提高精确度。
- 机器人辅助手术和导航技术相互增强，同时使用能够提高手术精度，提高手术重复性，并减少并发症风险。
- 细致和有目的的术前规划可以充分发挥联合技术的潜力，对于确保适当的协同功能，使术前和术中术者及患者均获益最大化至关重要。

病例 9：复杂的胸腰段脊柱畸形手术

Justin Mathew, MD, Joseph Lombardi, MD, Venkat Boddapati, MD, Nathan Lee, and Ronald A. Lehman, Jr., MD

随着人口老龄化，脊柱矫形医生处理的解剖结构越来越复杂。虽然椎弓根螺钉已经成为现代畸形手术中的必选手段，但对于患者来说放置螺钉并非没有风险。因此，虽然徒手放置椎弓根螺钉是脊柱外科医生习惯工作的重要部分，但图像引导应用已经成为一种确保螺钉放置的准确性和安全性的工具。机器人辅助手术的兴起，是由于医患双方越来越对透视过度辐射担忧，以及对高质治疗结果改善的愈发关注。图像导航系统，特别是机器人辅助平台，已经推动了该领域向提高内固定的准确性和精确度发展。本章探讨了机器人辅助手术在复杂胸腰椎脊柱畸形手术中的应用。我们评测了机器人辅助在退行性脊柱侧弯病例中的应用。虽然机器人技术在确保这些手术高质量效果方面发挥着宝贵的作用，但它们并非没有局限性，尤其该技术还处于起步阶段。确定哪些患者将从机器人辅助手术中获益或者哪些患者不需要用机器人辅助手术是至关重要的。

概述

成人脊柱畸形（ASD）会导致成人出现一些并发症。Bess 等的研究表明，有症状的成人脊柱畸形对生活质量和健康的影响比一些慢性病更大，包括肢体的缺失[1]。对ASD 患者的手术干预为实质性改善生活质量提供了可能[2]。近年来外科手术技术有了显著发展。最初纠正脊柱畸形注重融合，没有使用内固定，通常需要数月的制动，也经常伴有并发症发生[3]。Harrington 最终提出了使用带钩的单棒产生矫正牵引力的理念[4]，这些也鲜有成功，因为随着时间的推移，许多患者出现了平背综合征。当 Cotrel 引入了节段固定概念时，他使用了贯穿脊柱的多钩结合双侧连接杆[6,7]，使得该领域得以发展。随着后入路获得广泛认可，外科医生开始寻求更可靠、更有力的固定形式，从而获得更强有力的矫形。最终，可以获得椎体三柱固定的椎弓根螺钉成为后路脊柱手术的基石[8]。最初，人们接受在腰椎中的使用椎弓根螺钉比在胸椎中的使用椎弓根螺钉要早一些——可能因为人们对胸椎手术中血管神经的损伤担心大一些[9]。畸形病例复杂的解剖结构，加重了放置椎弓根螺钉的风险。因此，关于螺钉置入的多变的准确性的报道彰显了术中辅助置钉的需求。

背景知识

脊柱畸形手术中对椎弓根螺钉移位的评价推动了图像引导和机器人辅助技术的发展。一些研究表明，20% 的椎弓根螺钉位置不佳[10]。最近的一项 meta 分析表明，不使用导航置入椎弓根螺钉的准确率仅为 90%[11]。此外，椎弓根的大小会影响椎弓根螺钉放置的准确性[12]，在极具技术挑战性的胸椎区域置入内固定更突显了辅助置钉的潜在益处。正是这种具有挑战性的解剖或翻修手术病例推动了脊柱手术中图像引导和机器人辅助手术的发展。

医学机器人系统很大程度上是一项新发明。机器人技术在外科手术中的最早应用之一是使用机械臂来定位基于 CT 成像的脑部活检针[13]。该技术的应用迅速扩大，并在肿瘤切除和骨盆内固定等领域进一步广泛应用[14,15]。图像引导和机器人技术是脊柱外科手术的先锋。图像引导系统依赖于术前和术中成像来帮助外科医生规划螺钉轨迹。为椎弓根螺钉置入而设计的机器人系统更进一步，能够根据骨解剖参考点[16]，使用 3D 空间导航的机械臂为术者提供最佳的螺钉轨迹。

在没有机器人帮助的情况下，即使是使用术前计算机断层扫描，也能获得类似的结果，只是通常需要术中透视。而 Hart 等人研究发现，在放置椎弓根螺钉时，常规使用透视辅助置钉产生的效果并不亚于立体定向引导[12]，但研究表明，使用透视辅助实现更大程度的矫正会使患者暴露于辐射的时间过长。同样，外科医生的辐射暴露也更大，因为术中透视次数[17]更高。骨科医生中癌症发病率的增加使大家意识到减轻这种辐射暴露的重要性[18]。控制外科医生和患者的辐射暴露的努力都支持在畸形矫正手术中使用机器人。Lieberman 等人发现当外科医生使用机器人放置椎弓根螺钉时，外科医生的辐射暴露减少了[19]。而且，他们还注意到手术和透视时间也在减少，这支持了脊柱手术中机器人辅助的论点。

除了具有减轻辐射暴露可能外，机器人技术还可以提高椎弓根螺钉放置精度的可能性。Van Dijk 回顾了 112 名在社区医院接受机器人辅助脊柱手术的患者；他们比较了术前和术后 CT 扫描。术前 CT 扫描包含 487 颗螺钉的术前计划轨迹，与术后 CT 扫描进行比较。作者指出，在机器人的辅助下 98% 的椎弓根螺钉放置准确；此外，本研究中没有一颗螺钉需要翻修[20]。Li 等关于椎弓根螺钉准确性的研究也得到了类似的结果：他们对 9 个机器人辅助椎弓根螺钉放置的随机对照试验进行了 meta 分析，发现 TINAVI 机器人放置椎弓根螺钉比徒手放置更准确[21]。

机器人系统

MazorX 系统（Mazor Robotics Ltd）在 2016 年被 FDA 批准用于脊柱手术[22]。MazorX 使用专有软件来进行术前手术计划，包括优化螺钉在轴面、冠状面和矢状面的尺寸和轨迹。与以前的系统相比，它包括一个集成的光学摄像机，可以对表面环境进行 3D 视觉扫描，以避免与患者或手术野中的其他物品发生碰撞。还有一点，机械臂是串行的，而不是平行的，这就增加了运动范围，可减少额外手术工具的使用，从而避免了人为误差的发生。

机器人操作和实例流程

在我们的中心，手术干预前要进行大量的术前计划。符合手术适应证的 ASD 患者必须进行标准评估，需要有站立的 EOS 片。进行手术计划需要进行术前 CT 扫描。这个基于 CT 的术前计划包含螺钉路径的数据，还要经过手术医生审核，被上传到机器人软件。这时候我们的手术团队就可以对于内固定规划在每一层面进行设计，包括椎弓根螺钉的长度和理想的钉道。除了术中辅助放置椎弓根螺钉外，规划软件还可以帮助术者规划整体矢状面平衡，这对患者的预后至关重要。由于患者俯卧手术，平常这在术中很难进行。

手术中，采用全身麻醉，患者置俯卧位于 Jackson 手术床。术中透视用于注册患者的解剖结构与术前 CT 扫描匹配，这最终将用于导航螺钉的放置。经过注册流程，机器人可以确定患者脊柱在手术床上的位置。手术开始前，手术臂通过床架适配器安装到手术床上（图 9.1）。进行铺无菌单和手术中核查，然后根据计划的节段进行切口。初步剥离后，在右髂嵴上做另一个切口（～ 1.5cm），放置一个 Schantz 针，以通过骨桥连接到手术臂。手术臂通过一个床架适配器安装在手术台上。定位器用于定位手术臂相对于病人的位置。此时，拍摄 AP 位和斜 / 侧位透视图像，以便将当前的图像注册到术前 CT 扫描结果中。在注册和椎体层面确定后，根据计划的路径自动将空心机械臂移动到责任椎弓根入点（图 9.2）。套管内放置钻头导向，并安放在靶向解剖表面。钻头导向的钉齿设计是为了防止钻头滑移。在导向钻头正确安放后，钻椎弓根深度到 30mm。在椎弓根内置入一根置换管，植入一根克氏针，进入椎体 2 ～ 3mm。敲击克氏针固定后，机械臂从手术野移除，术者拧入螺钉。依次进行相同的工作流程，置入所有的椎弓根螺钉。此时，拍摄 AP 位和侧位片以确定螺钉位置准确。然后将机器人配件从手术床上拆卸下来，进行减压、椎体间融合等相关操作。

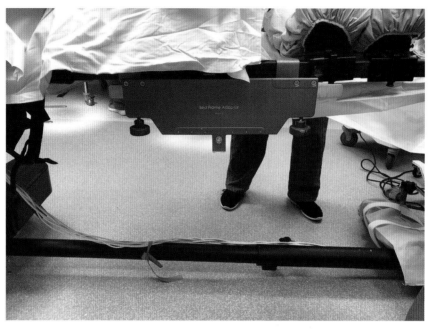

图 9.1　用床架适配器把机器人连接到手术床。

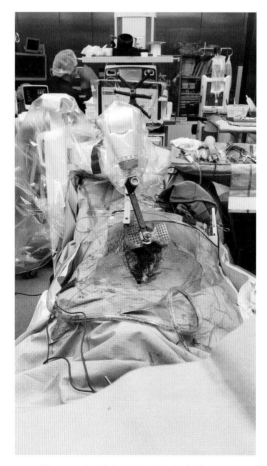

图 9.2　机器人导航系统术中使用。

病例介绍

患者，女性，56 岁，有长期脊柱侧弯病史，并伴有明显的下腰痛、神经根性病变和神经源性跛行。她有许多合并症，包括房颤、骨质疏松症和乳腺癌病史。目前正应用特立帕肽、维生素 D 以及补充钙来治疗骨质疏松症。该患者之前因下腰痛和潜在的脊柱畸形而接受门诊随访。她曾尝试锻炼、非甾体抗炎药、规范理疗、支具、阿片类药物和硬膜外类固醇注射；最终，这些更保守的治疗方式未能控制疼痛和 / 或充分改善生活质量。

检查发现，患者有下腰痛：估计 70% 来自腰背部，30% 来自腿部，右下肢比左侧更严重。她在行走时用拐杖支撑。肌力检查，右踇长伸肌肌力 4/5；其他肌力 5/5。右大腿和右足外侧感觉减弱。

影像学检查（包括脊柱侧弯系列和腰椎 X 线片）显示脊柱侧弯、椎管狭窄、L3 ~ L4 和 L5 ~ S1 处的退行性变（图 9.3）。

由于保守治疗无效，该患者适合进行手术干预。为了解决她的胸腰段畸形，我们计划从 T10 至髂骨进行后路脊柱内固定。

本病例后路手术操作选择机器人辅助置入椎弓根螺钉。虽然脊柱外科主治医生有能力进行徒手放置椎弓根螺钉，但由于患者脊柱侧弯导致的复杂畸形增加了椎弓根螺钉移位的风险，这也突出了机器人辅助置钉的潜在好处。值得注意的是，该患者椎体有退变、滑脱和旋转，所有这些因素都会增加徒手置入椎弓根螺钉的难度。

另外，复杂的翻修手术也是使用机器人手术的理想适应证，因为解剖结构可能由于内固定或坚固的融合块而改变。而且，机器人规划软件对于重建脊柱的最终矢状面和冠状面平衡是有用的，而这一点在患者术中俯卧时可能很难评估。

在许多情况下，术者应该注意实施机器人辅助手术的可能性。如严重的畸形、肥胖、骨质量差和可能导致注册困难的以前的内固定都是与患者相关的变量，可能使应用机器人辅助手术难度增加[23]。先天性脊柱侧凸同样被确定为机器人螺钉位置不当的危险因素。

在该病例手术之前，如前所述，对她的胸椎和腰椎均进行了计算机断层扫描，以进行手术计划。手术当天，她被带入手术室，按照标准的方式进行准备，包括放置神经监测导线、Foley 导管等。插管后，手术团队继续将患者置于俯卧位进行脊柱后路手术。

通过透视确认手术节段。通过在两侧髂嵴安装固定螺丝，从而固定机器人。机器

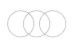

人对术野进行扫描，并获得透视图像，将患者术中解剖影像与术前规划放置螺钉的 CT 扫描影像进行匹配。

首先，双侧放置骶 2 骶髂螺钉（S2AI）。然后用机器人成功地植入左侧 S1、L5 和 L4 水平内固定。随后同侧应用机器人向头侧依次固定 T10、T11 和 T12。然后剩余椎弓根依次进行内固定，使双侧 T10 至骨盆成功内固定。使用 O 型臂确认椎弓根螺钉位置，然后放置连接棒，包括一个辅助棒。在放置手术引流管和关闭切口之前，获得最终的 X 线片以评估整体力线（图 9.4）。

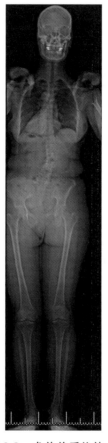

图 9.3　术前前后位片。

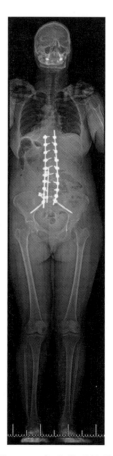

图 9.4　术后前后位片。

难点

目前有一些难点仍然存在，机器人辅助系统的设计者正在解决。这些难点包括椎弓根螺钉的准确性、术中技术难点、辐射暴露、手术持续时间和术者手术流程变化。

虽然一些研究表明，机器人辅助脊柱手术可能比徒手放置椎弓根螺钉更准确，但机器人放置椎弓根螺钉并非没有缺陷。Wallace 等对他们前 106 例病例（600 枚椎弓根螺钉）中机器人的使用情况的研究发现，其中 1.5% 术中需重新定位[24]。然而，Yang等认为，如果采用徒手置钉，可能需要翻修的机率更高。他们对 260 枚椎弓根螺钉进行了研究，发现 26.2% 的透视下置钉发生了椎弓根壁穿透。相反，在机器人辅助下置钉仅 6.2% 发生椎弓根壁穿透[25]。此外，Li 等的研究表明，机器人系统之间也可能存在差异性，徒手放置椎弓根螺钉的准确性与这些系统[21]相同。而且，大多数将徒手技术与机器人或导航辅助技术进行比较的研究并不是真正实施徒手置钉技术；相反，他们使用的是透视辅助的徒手技术。因为徒手技术是不使用任何辅助手段（透视、导航或机器人技术）下置入椎弓根螺钉。

即使导航系统功能已变得很强大，但仍有技术难点待解决。机器人软件固有的机器人注册等问题，可能会妨碍放置所有椎弓根螺钉的能力。这可能会导致术者术中默认徒手置钉流程。不过这些注册问题可能在患有某些潜在疾病（如肥胖）的[26]患者中更为普遍，但保持熟练徒手置钉技术对于脊柱外科医生来说仍然是至关重要的。

减少辐射暴露仍然是机器人手术的一个难点，尤其是机器人导航需要术前 CT。此外，所获得的术中标准成像是基于矫形的临床重要性预测而来的。在以前的病例中，获得透视图像用于机器人注册，并评估矫形后的整体平衡。前者是机器人导航手术的必需条件；后者是独立于机器人的必要条件。而且，使用 O 型臂检查椎弓根螺钉位置是我们单位的标准方法。值得注意的是，当使用 O 型臂时，手术团队需在手术间外面。

虽然这对医务人员的辐射可能微不足道，但有人可能会说，病人仍然受到更多的辐射。然而，对于更大程度的曲度矫形，O 型臂与仅透视病例[27]相比，似乎减少了辐射。此外，确保术中精准内固定受到的辐射可以使患者免于未来翻修手术的辐射。

虽然机器人辅助确实减少了透视时间，但关于整体手术时间变化的研究是不尽相同的。Lieberman 等的对照试验发现，与使用透视的对照组相比，使用机器人辅助的研究组的手术时间缩短了。在一项前瞻性、随机对照试验中，Kim 等研究发现，与徒手椎弓根置钉组[28]相比，机器人辅助组从皮肤切口到皮肤闭合的手术时间明显增加。因此，关于手术时间变化的结果似乎并不一致；然而，人们可能会将机器人手术时间的增加归因于学习曲线。随着使用机器人辅助系统的手术经验的增加，手术时间可能会继续减少。Ryang 等的研究证实了这一点：在 145 例患者的前瞻性病例中，他们发现随着术者坚持使用机器人辅助手术[26]，椎弓根螺钉置入的准确性提高，椎弓根螺钉置入时间减少。

最后，使用机器人辅助需要改变外科医生的工作流程。由于机器人需要将透视骨解剖与术前 CT 成像相匹配，解剖结构通常必须保留。因此，使用机器人辅助的外科医生需要在置入椎弓根螺钉后再进行椎管减压。这与非机器人辅助手术的传统顺序不同，即减压先于内固定植入，因此需要术者改变手术流程。

手术步骤

- 术前 CT 进行畸形矫正的计划，包括螺钉的长度和直径。
- 病人体位摆放。
- 标准后方暴露。
- 前后位和侧位透视来评估手术节段。
- 将机器人固定到手术台和连接髂参考针。
- 通过透视注册病人的解剖。
- 使用机器人辅助确定钉道和位置，植入椎弓根螺钉。
- 经椎间孔腰椎椎体间融合 LIF L5/S1。
- O 型臂确认椎弓根螺钉的位置。
- 置入连接杆。
- 全长前后位和侧位片以确定力线适当。
- 关闭切口。

关键技术难点

- 胸腰椎畸形导致的脊柱解剖结构扭曲。
- 确保移动机器人时的无缝注册。
- 尽量减少病人和医疗人员的辐射暴露。

关键技术要点

- 在进行机器人辅助手术时，畸形患者选择应仔细。如果患者有先天性脊柱侧凸、肥胖、骨质疏松症和其他因素，目前对机器人辅助手术来说是有困难的。
- 对于复杂的胸腰段畸形病例，机器人辅助手术最有优势，特别是当解剖变得更加复杂和扭转时。
- 外科医生应该为病例中的技术问题做好准备。机器人辅助椎弓根螺钉置入并不能替代徒手置螺钉技术。

避免并发症的要点和提示

- 在术前计划阶段花时间来考虑螺钉的路径和整体平衡。

- 改变手术流程，以保留许多可供机器人注册使用的骨参考点。这意味着先进行内固定再进行减压。

- 在进行畸形病例手术时，可以经皮放置 UIV 和 UIV-1 螺钉，以保存软组织张力。

怎样才能做得更好

- 注册问题上可以考虑在术中使用多次透视或 O 型臂透视。

参考文献

1. Bess S, Line B, Fu KM, McCarthy I, Lafage V, Schwab F, et al. The health impact of symp-tomatic adult spinal deformity: comparison of deformity types to United States population norms and chronic diseases. Spine（Phila Pa 1976）. 2016.

2. Smith JS, Lafage V, Shaffrey CI, Schwab F, Lafage R, Hostin R, et al. Outcomes of operative and nonoperative treatment for adult spinal deformity: a prospective, multicenter, propen-sity-matched cohort assessment with minimum 2-year follow-up. Neurosurgery. 2016.

3. Hibbs RA, Peltier LF. A report of fifty-nine cases of scoliosis treated by the fusion opera-tion. Clin Orthop Relat Res. 1988.

4. Moe JH. Modern concepts of treatment of spinal deformities in children and adults. Clin Orthop Relat Res. 1980.

5. Lagrone MO, Bradford DS, Moe JH, Lonstein JE, Winter RB, Ogilvie JW. Treatment of symptomatic flatback after spinal fusion. J Bone Jt Surg - Ser A. 1988.

6. Smith JS, Shaffrey CI, Ames CP, Lenke LG. Treatment of adult thoracolumbar spinal defor-mity: past, present, and future. J Neurosurg Spine. 2019.

7. Cotrel Y, Dubousset J, Guillaumat M. New universal instrumentation in spinal surgery. Clin Orthop Relat Res. 1988.

8. Hamill CL, Lenke LG, Bridwell KH, Chapman MP, Blanke K, Baldus C. The use of pedicle screw fixation to improve correction in the lumbar spine of patients with idiopathic scolio-sis: is it warranted? Spine. 1996.

9. Parker SL, Amin AG, Santiago-Dieppa D, Liauw JA, Bydon A, Sciubba DM, et al. Incidence and clinical significance of vascular encroachment resulting from freehand placement of pedicle screws in the thoracic and lumbar spine. Spine（Phila Pa 1976）. 2014.

10. Gertzbein S, Robbins S. Accuracy of pedicular screw placement in vivo. Spine（Phila Pa 1976）. 1990.

11. Kosmopoulos V, Schizas C. Pedicle screw placement accuracy: a meta-analysis. Spine（Phila Pa 1976）. 2007.

12. Hart RA, Hansen BL, Shea M, Hsu F, Anderson GJ. Pedicle screw placement in the thoracic spine: a comparison of image-guided and manual techniques in cadavers. Spine（Phila Pa 1976）. 2005.

13. Kwoh YS, Hou J, Jonckheere EA, Hayati S. A robot with improved absolute positioning accuracy for CT guided stereotactic brain surgery. IEEE Trans Biomed Eng. 1988.

14. Bederman SS, Hahn P, Colin V, Kiester PD, Bhatia NN. Robotic guidance for S2-alar-iliac screws in spinal deformity correction. Clin Spine Surg. 2017.

15. Yang MS, Kim KN, Yoon DH, Pennant W, Ha Y. Robot-assisted resection of paraspinal schwannoma. J Korean Med Sci. 2011.

16. Lieberman IH, Togawa D, Kayanja MM, Reinhardt MK, Friedlander A, Knoller N, et al. Bone-mounted miniature robotic guidance for pedicle screw and translaminar facet screw placement: Part I – technical development and a test case result. Neurosurgery. 2006.

17. Villard J, Ryang YM, Demetriades AK, Reinke A, Behr M, Preuss A, et al. Radiation expo- sure to the surgeon and the patient during posterior lumbar spinal instrumentation: a pro- spective randomized comparison of navigated versus non-navigated freehand techniques. Spine（Phila Pa 1976）. 2014.

18. Mastrangelo G, Fedeli U, Fadda E, Giovanazzi A, Scoizzato L, Saia B. Increased cancer risk among surgeons in an orthopaedic hospital. Occup Med（Chic Ill）. 2005.

19. Lieberman IH, Hardenbrook MA, Wang JC, Guyer RD. Assessment of pedicle screw place- ment accuracy, procedure time, and radiation exposure using a miniature robotic guid- ance system. J Spinal Disord Tech. 2012.

20. Van Dijk JD, Van Den Ende RPJ, Stramigioli S, Köchling M, Höss N. Clinical pedicle screw accuracy and deviation from planning in robot-guided spine surgery: robot-guided pedicle screw accuracy. Spine（Phila Pa 1976）. 2015.

21. Li HM, Zhang RJ, Shen CL. Accuracy of pedicle screw placement and clinical outcomes of robot- assisted technique versus conventional freehand technique in spine surgery from nine randomized controlled trials: a meta-analysis. Spine（Phila Pa 1976）. 2020.

22. Vadalà G, De Salvatore S, Ambrosio L, Russo F, Papalia R, Denaro V. Robotic spine surgery and augmented reality systems: a state of the art. Neurospine. 2020.

23. Hu X, Ohnmeiss DD, Lieberman IH. Robotic-assisted pedicle screw placement: lessons learned from the first 102 patients. Eur Spine J. 2013.

24. Wallace DJ, Vardiman AB, Booher GA, Crawford NR, Riggleman JR, Greeley SL, et al. Navigated robotic assistance improves pedicle screw accuracy in minimally invasive sur- gery of the lumbosacral spine: 600 pedicle screws in a single institution. Int J Med Robot Comput Assist Surg. 2020.

25. Yang JS, He B, Tian F, Liu TJ, Liu P, Zhang JN, et al. Accuracy of robot-assisted percuta- neous pedicle screw placement for treatment of lumbar spondylolisthesis: a comparative cohort study. Med Sci Monit. 2019.

26. Ryang YM, Villard J, Obermüller T, Friedrich B, Wolf P, Gempt J, et al. Learning curve of 3D fluoroscopy image-guided pedicle screw placement in the thoracolumbar spine. Spine J. 2015.

27. Riis J, Lehman RR, Perera RA, Quinn JR, Rinehart P, Tuten HR, et al. A retrospective com- parison of intraoperative CT and fluoroscopy evaluating radiation exposure in posterior spinal fusions for scoliosis. Patient Saf Surg. 2017.

28. Kim HJ, Jung WI, Chang BS, Lee CK, Kang KT, Yeom JS. A prospective, randomized, con- trolled trial of robot-assisted vs freehand pedicle screw fixation in spine surgery. Int J Med Robot Comput Assist Surg. 2017.

病例 10：颈椎后路内固定

Stanley Kisinde, MB.ChB, MMed and Isador H. Lieberman, MD, MBA, FRCSC

病例介绍

患者，男性，77 岁，胸部 - 下颌畸形。自述进行性颈椎后凸 12 个月，颈部疼痛反复加重（8/10）（图 10.1）。17 年前接受了 C5 ～ C6 ACDF，随后 13 年前的后路 C2 ～ C6 椎板切除减压术和 C5 ～ C6 内固定融合。这些手术最初帮助他解决了颈部疼痛和手臂神经根性症状。目前，尽管他个人试图保持积极活动和进行加强锻炼，这些症状仍正在影响他进行日常生活活动的能力，只有躺下才可以缓解症状。经脊椎按摩治疗、物理治疗、硬膜外注射、心理咨询和口服镇痛药等保守措施治疗并无功能改善。无麻醉药物使用史。

既往有高血压、慢性肾病、贫血、糖尿病、痛风性关节炎、骨质疏松症等病史。除既往背部手术（L3/4 和 L4/5 椎间盘切除融合术）及颈椎手术外，他还曾接受过两次心脏支架手术，其他大手术无手术或麻醉并发症。既往有吸烟史，只在社交活动才喝酒。

体格检查显示：颈椎手术疤痕愈合良好，颈胸交界处有后凸畸形。驼背、步态迟缓。其他体格检查，包括上肢和下肢检查，均无异常。

影像学检查：颈椎前后位和侧位 X 线片显示颈椎整体矢状位后凸，C2 相对 C3 椎体 2 级滑脱，C3 和 C4 似乎是先天性融合，C4 相对 C5 椎体有一些后方滑脱移位。有证据表明 C5 ～ C6 前方钢板和后方侧块螺钉固定似乎完好且融合（图 10.2 和 10.3）。

颈椎 CT 扫描成像也显示了类似的结果。还显示 C6/7 椎间高度下降，以及 C3 到 C6 后侧的椎板切除征象（图 10.4）。

手术计划：与患者及其家属详细讨论了手术风险和收益以及各种替代治疗方案后，患者选择并同意进行手术治疗。按要求进行最新的 CT 扫描和 MRI 扫描来计划手术和决定入路。如 C4 ～ C5 水平证实自发融合，则意味着可能选择进行全后路手术，而没有融合则更有可能进行前方椎体间融合，以获得前凸，然后再进行后路手术。

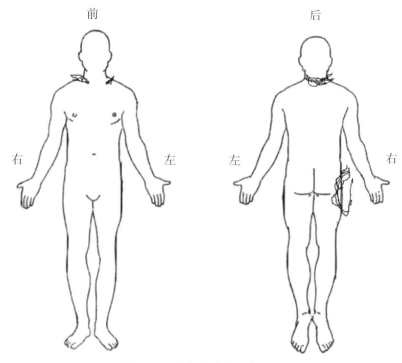

图 10.1　患者的疼痛示意图。

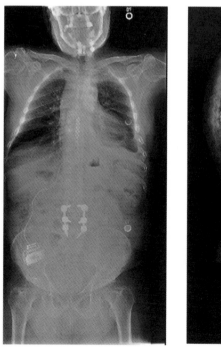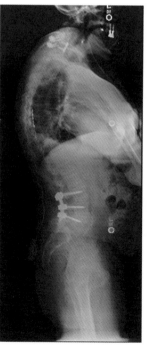

图 10.2　脊柱前后位和侧位 X 线片：侧位片显示胸部 – 下颌畸形。

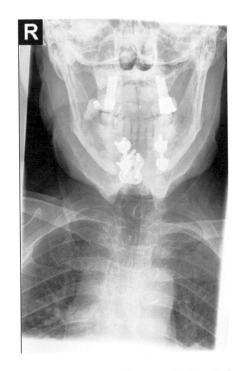
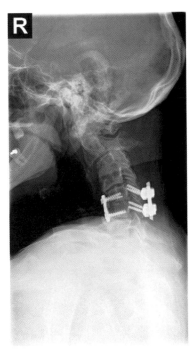

图 10.3　颈椎 X 线片 – 前后位和侧位。

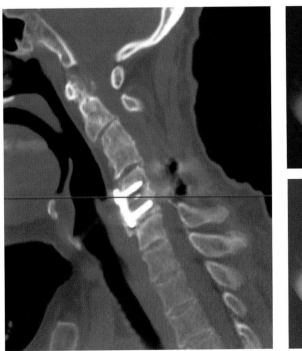
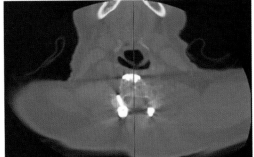
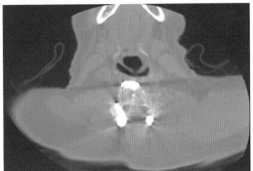

图 10.4　颈椎 CT 扫描图像 – 初始图像。

关键技术难点

- 患者的症状很明显，并影响了他的日常生活。
- 必须要获得直接的神经减压。
- 颈椎矢状面力线矫正和维持是必需的。
- 术前需要规划颈椎椎弓根螺钉的路径。
- 单纯颈椎后路手术必须满足所有主要的手术目标。

手术理念

患者因生活受限于严重颈部和双侧臂不适以及椎板切除术后颈椎后凸导致胸部 – 下颌畸形约 12 个月。他接受过两次颈椎手术，包括通过前路和后路内固定及融合，并在手术融合水平上方间隙出现自动融合。由于最近 CT 扫描图像显示 C4 ～ C5 水平融合表现，必须通过矫正颈椎后凸畸形进行调整力线，并通过后路适当的颈椎内固定和融合来维持颈椎曲度（图 10.5）。

必须通过直接的神经减压以助于解决双臂放射性神经根症状。

颈椎是脊柱的一个特殊部位，因其有限的手术入路和复杂的自然解剖结构，与胸腰椎相比，颈椎植入螺钉的部位骨容积小，重要的血管和神经结构在同一骨复合体中紧密穿行。患者既往的颈椎手术使病变解剖结构更加复杂，既往慢性肾病、贫血和骨质疏松症病史，对其骨质量和预期融合率都会产生负面影响。

与其他形式的内固定相比，如侧块螺钉和经椎板小关节突螺钉，通过椎弓根螺钉内固定能够提供必需而更有效的内固定模式。

- **椎弓根螺钉穿过椎弓根进入椎体**，从而能够坚强固定脊柱的腹侧和背侧。
- **椎弓根是脊柱内固定把持力的最强部位**，因此可以使脊柱承载强大负荷，最大限度地减少骨 – 金属连接的失效。
- 此外，椎弓根的**刚性固定可以减少固定运动节段**，而达到异常节段的稳定。
- **椎弓根螺钉固定不需要完整的背侧结构**，因此，可以在椎板切除术或创伤损坏椎板、棘突和 / 或小关节突后使用。
- 这种固定方式也减少了对术后支具固定的要求，同时**提高了融合率**。

这就需要一种高效、准确的颈椎椎弓根螺钉的置入方法。对于此病例，颈椎解剖复杂（困难的椎弓根解剖），因既往手术而变形的解剖标志和不断发展的退行性改变，再考虑到重要的内科病史，该患者对颈椎椎弓根螺钉精确内固定有更明确的需求。与传统的徒手透视技术相比，机器人导航技术提供了本术式所需的可行性、安全性和准确性。术前手术计划软件和术中注册过程提高了机器人精准定位螺钉植入路径的能力。

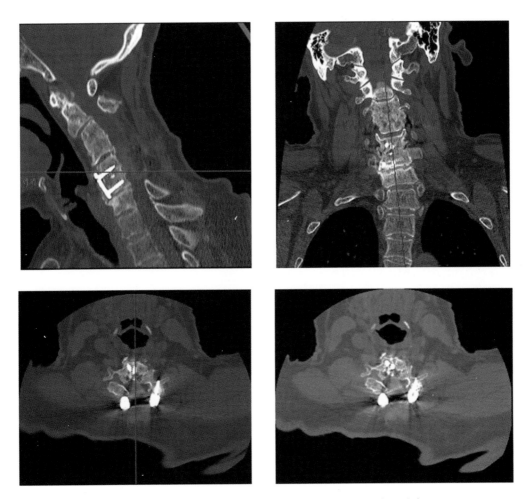

图 10.5　最近的颈椎 CT 扫描图像：图像显示 C4/5 水平融合。

使用机器人辅助下安全有效地置入颈椎椎弓根螺钉已经被广泛接受，脊柱机器人也被证实有确切的应用价值。

手术步骤

- 确认手术指征并获得患者知情同意。
- 使用机器人规划软件进行术前规划。
- 患者体位摆放适当。
- 启动神经生理学监测，并获得最佳的基线电位。

- 将机器人安装到手术床上。
- 用标准无菌操作对患者和机器人器械进行消毒铺单。
- 用 Jamshidi 穿刺针从骨盆中采集骨髓液。
- 暴露脊柱并获得多个深、开放软组织和骨活检以排除隐匿性感染。
- 解剖定位。
- 探查融合情况。
- 将机器人与病人的脊柱固定。
- 参考架安装和注册。
- 取出既往手术中的内固定。
- 内固定植入——机器人辅助置入椎弓根螺钉。
- 通过重新参考和重新注册来确认螺钉的位置和准确性。
- 拆除机器人装置。
- 松解减压并行 Smith Petersen（SPOs）截骨。
- 矢状面和冠状面的进行节段矫形。
- X 线检查——确认（i）椎弓根螺钉的正确位置和准确性；（ii）畸形矫正程度
- 用无菌抗生素溶液冲洗伤口。
- 去皮质并将骨髓植骨材料混浆植入促进融合。
- 分层关闭切口。

确认手术指征并获得知情同意：对患者及家属进行了充分的宣教和解释，以确保他们了解手术治疗的适应证、收益和风险以及其他现有的治疗方式。还需要解释使用机器人辅助手术的风险和好处，然后获得患者手术的知情同意。

术前计划：我们获得了适当的术前颈椎影像学检查，包括全长前后位和侧位 X 线片、前后位和侧位 X 线颈椎片，以及最近的薄层（1mm）计算机断层（CT）扫描，包括全颈椎、预期手术上胸椎、以及紧邻的椎体脊柱节段。患者无法忍受适当的动力位颈椎 X 线片（过屈过伸片）或 MRI 扫描（图 10.6）。

- CT 扫描图像被上传到机器人手术辅助预规划软件系统，以规划所需的椎弓根螺钉和连接杆、位置和轨迹（图 10.7）。
- 在手术当天和手术开始时，该术前计划通过加密的 USB 存储设备传到机器人工作站再连接到机器人导航装置和手术室 C 臂，以方便术中计划完成。

患者定位：手术当天，将患者送入手术室，全身麻醉，进行血流动力学监测，患者头上放置 Mayfield 钳。然后，挤压和翻身固定在 Jackson 手术床四柱框架上。

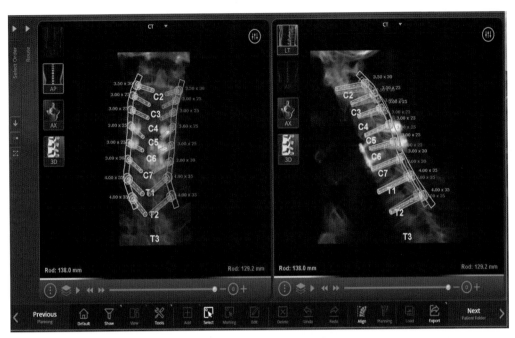

图 10.6　使用术前计划软件进行机器人辅助放置颈椎椎弓根螺钉的术前计划。

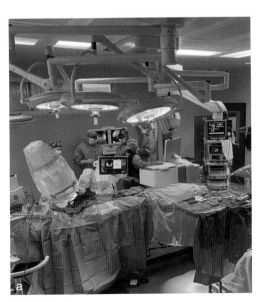
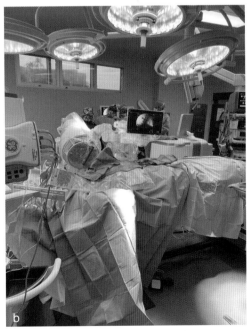

图 10.7　（a）获取前后位 X 线片，用于初始参考和注册。（b）获取斜位 X 线片，用于初始参考和注册。

　　神经生理学监测：采用体感诱发电位和运动诱发电位进行脊髓监测，并启动肌电图监测，我们能够获得良好的基线。

将机器人安装到手术床： 随后通过一个专门的钳夹将 Mazor X+STEALTH 版机器人（Medtronic, Minneapolis, MN）固定在手术台上。

手术步骤

准备： 在手术台上安装固定机器人手术系统，连接术者屏幕，铺无菌单或无菌套，患者颈胸椎背部、双侧髂后上棘（PSIS）区域进行无菌消毒，铺无菌单。

骨髓抽吸： 通过双侧 PSIS 区 3mm 切口，使用空芯 Jamshidi 针穿刺，从每侧采集 60ml 骨髓液。目的是增加松质同种异体移植骨片和局部自体骨浆液混合用于融合。

暴露（皮肤切开和暴露）**和活检：** 通过正中切口，沿 C2 到 T2 两侧锐性切开显露脊柱，然后扩大到各个横突的尖端。切除小关节囊、棘间韧带和棘上韧带。我们使用了电刀、Cobb 剥离器和垂体钳。

分层切开，进行深层软组织和骨活检以排除任何感染。

解剖定位： 我们通过检查 X 线片用于临床和放射学确定脊柱节段。

融合情况探查： 我们探查了融合情况，发现 C2 和 C3 之间活动明显，C3 和 C4 之间、C5 和 C6 之间存在骨性融合。C5 和 C6 处的内固定完好无损。此时松开连接螺钉，以便在注册后取出螺钉。

固定连接机器人与脊柱： 将机器人平台夹子安装在 C2 和 T1 的棘突上，紧密固定，并通过机器人伸展臂连接机械臂。

参考架和注册： 安放参考架，然后拍 AP 位和斜位 X 线片（图 10.7a 和 b）。我们能够从 C2、C3、C4、C5、C6 和 C7 到 T1 和 T2 中获得良好和准确的注册。然后取出参考架。

内固定取出： 拆除 C5 和 C6 椎体先前放置的侧块螺钉系统（前面已经松开螺钉）。

内固定： 根据术前计划将机械臂安放到不同的位置植入螺钉。每个螺钉首先放置钻头保护管，钻孔（图 10.8），在替换管上替换放置克氏针，根据需要攻丝，然后植入螺钉。双侧从 C2、C3、C4、C5、C6、C7 向下至 T1、T2 置入螺钉，所有螺钉骨内把持有力。

通过重新参考和重新注册判定螺钉位置和准确性： 按计划置入所有螺钉后，将参考架重新连接到机械臂上，重复参考和注册过程（图 10.9）。然后使用 MazorX 手术计划软件将植入的螺钉位置与术前计划的位置进行比较，验证所有螺钉的位置正确、准确。

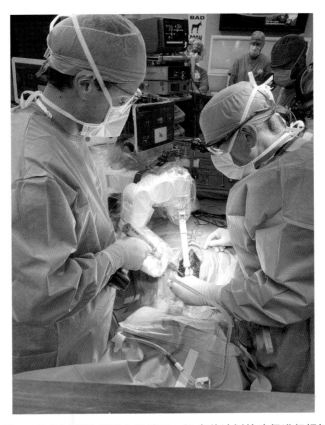

图 10.8　在 MazorX 机械臂的机器人导航下，沿术前计划的路径进行螺钉钉道钻孔。

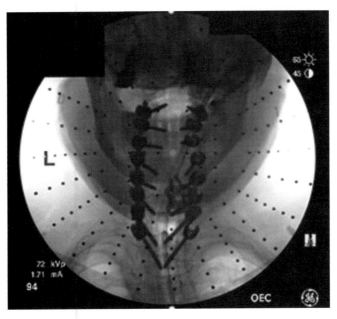

图 10.9　AP 位 X 线图像，作为重新参考和重新配准过程的一个环节，以验证植入颈椎椎弓根螺钉的位置和准确性。

移除机器人：移除机器人平台、棘状夹以及其他机器人部件。

通过切除关节突关节松解减压并进行 Smith Petersen 截骨（SPOs）：使用牵开器牵开暴露切口，进行 Smith Petersen 截骨（SPOs）。使用垂体咬钳、刮匙、骨刀、咬骨钳和超声骨刀，首先切除头端椎体下关节突，然后切除尾端椎体上关节突，再去除关节突关节残端和峡部的骨皮质。切除双侧椎板下部，以确保矫形时不会引起任何狭窄。在 C2/C3、C4/C5、C6/C7、T1 和 T2 处切除关节突进行 SPOs 截骨。一旦截骨完成，脊柱就更容易松解了。

把切除的骨清理干净并做成颗粒，与同种异体骨片和骨髓液混合以备骨植用。

畸形矫正：植入所有椎弓根螺钉并松解后，开始进行畸形矫正。首先，我们将两根连接棒截到适当长度，预弯矫形所需的矢状面和冠状面力线。然后从左到右依次用垫圈和螺母将连接棒固定在螺钉上，从 C2、C3、C4、C5、C6 和 C7 开始到 T1 和 T2 进行矫形，安装好连接棒后，进行有效撑开、压缩和去旋转以获得最终矫形。一旦最后矫形确实，拧紧所有的垫圈和螺母。

通过 X 线检查确认矫形程度（图 10.10）。

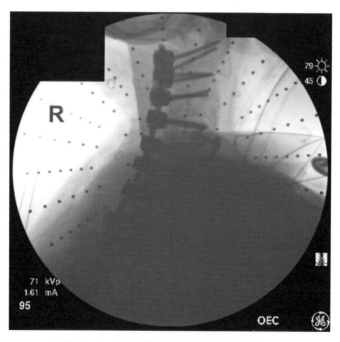

图 10.10 X 线检查确定畸形矫正程度。

冲洗：这时就可以用无菌抗生素溶液冲洗伤口。

去皮质骨和植骨： 然后用高速磨钻将残余椎板、关节突和横突去皮质，然后将所有的骨移植物和骨髓液混合，铺在 C2、C3、C4、C4、C5、C6 和 C7 至 T1 和 T2 中线、关节突关节、峡部和后外侧压实，以诱导骨融合。

缝合切口： 逐层缝合切口。

术后影像检查： 见图 10.11 和 10.12。

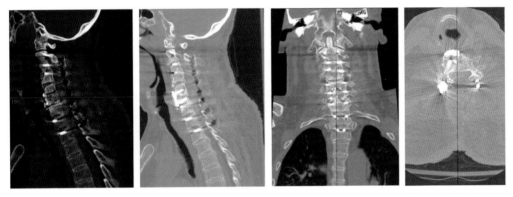

图 10.11　术后颈椎 CT 扫描图像提示矢状面和冠状面畸形已矫正，轴位可见右侧 C6 椎弓根螺钉完全位于椎弓根内。

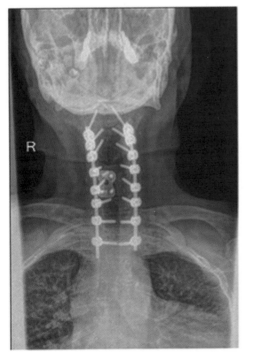 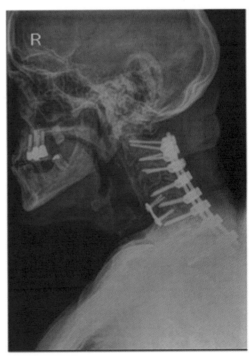

图 10.12　术后 AP 位和侧位片显示椎弓根螺钉内固定和畸形矫正。

并发症和失血量： 骨髓抽吸和整个主要手术过程中均无并发症。整个手术过程的估计失血量小于 300ml。

怎么才能做得更好

我们本可以通过获得一套专门用于颈椎椎弓根螺钉内固定的工具来更好地做到这一点，因为在手术过程中，我们临时使用了较长的钻头、长钻头导向和夹子。

结果

我们通过比较手术前后的影像测量值（图 10.13a–c）、全长脊柱 X 线片（图 10.14a 和 b）和患者上报的评分（图 10.1 和 10.2）来公布我们的结果。

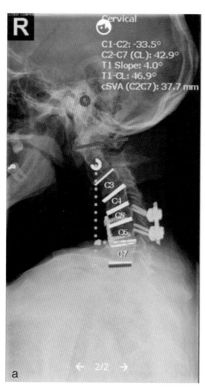
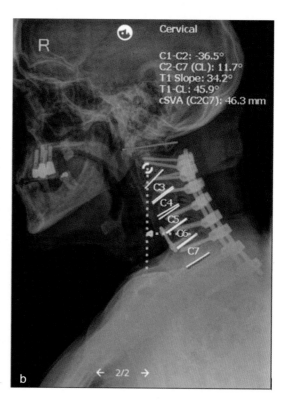

c

测量	术前	术后	正常值范围
C1 ～ C2	–33.5°	–36.5°	–35.5 ～ –26.5
C2 ～ C7（CL）*	42.9°	11.7°	–13.4 ～ 5.2
T1 倾斜角	4.0°	34.2°	17.2 ～ 32.0
T1–CL*	46.0°	45.9°	13.8 ～ 28.4
cSVA（C2C7）*	37.7mm	46.3mm	17.2 ～ 33.4

*CL：颈椎前凸；T1–CL：T1 倾斜角 – 颈椎前凸角；cSVA：C2-C7 矢状面垂直轴

图 10.13　颈椎术前（a）术后（b）侧位片测量（c）。

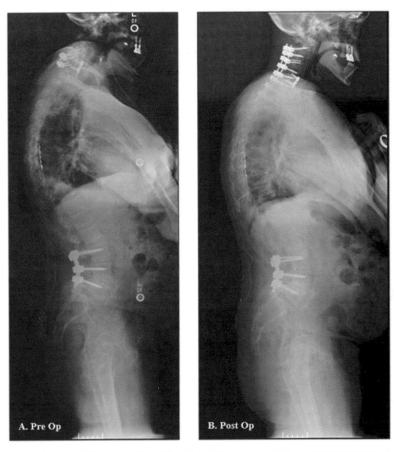

图 10.14　脊柱全长片显示术前下颌 – 胸部畸形（a）程度，术后畸形矫正（b）。

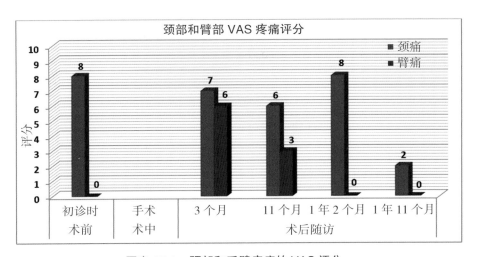

图表 10.1　颈部和手臂疼痛的 VAS 评分。

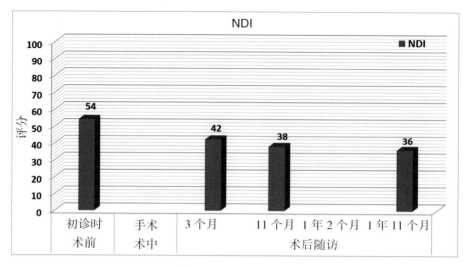

图表 10.2　NDI 评分。

避免并发症的要点和技巧

- 术前计划——术前计划是脊柱外科手术成功的必要前提。术前规划过程中的知识储备和理解有助于术前手术计划的执行，从而提高了计划的可行性和准确性，有助于降低与手术相关的灾难性并发症的风险。

- 设备和／或软件失效或故障——尽管有机器人系统可用，但外科医生必须明确手术解剖结构以及具备处置手术意外的能力，如选择使用传统技术植入螺钉。"机器人导航只会让一个好的外科医生更好"，而不是取代外科医生。

注册失败或不良

- 内固定去除——在正在进行翻修手术的患者，要避免移动或早期去除先前植入或松动的内固定，因为这可能会在注册过程中造成困难。

- 影像质量——获得良好质量的透视／拍片以备注册。这包括在适用的情况下取出遮挡靶向区域的假体。

轨迹问题

- 机器人和病人之间的相对运动——机器人设备应牢牢固定在手术床和脊柱上，各部件之间牢固连接，以加强稳定性。

- 机器人臂的活动范围限制——由于其机器人手臂自身活动范围的限制，机器人可能无法达到术前计划的适当钉道角度。外科医生必须具备用传统技术植入螺钉的技能，这样，他／她可以在手术屏幕上重新规划钉道。

螺钉位置不正

- 切割现象——在术前计划中，外科医生必须意识到存在切割的潜在可能，把开口选在一个面上或在一个"恒定的凹处"以避免切割。
- 软组织压力——克服这一问题的选择包括保持巨大的软组织牵开，或在影响严重的节段通过经皮切口和开放联合入路。

关键技术要点

- 在机器人辅助脊柱手术中，其目标不是用机器人取代外科医生，而是为外科医生提供一套多功能的工具，可以扩展她／他的治病能力。
- 机器人手术不仅适用于胸椎和腰椎手术，而且可以有效地用于颈椎手术。
- 对于手术医生来说，学习新技术如机器人辅助椎弓根螺钉植入技术，存在合理的学习曲线，在做 25 ～ 30 例手术后可以获得一致的成功。
- 尽管使用机器人导航程序置入椎弓根螺钉很精确，但出现并发症的风险、陷阱和困难仍然存在。
- 因此，术者必须对手术解剖结构认识明确，以及具备处置术中意外事件发生的能力，如选择使用传统技术植入螺钉。
- 机器人导航技术也被用于非椎弓根螺钉植入手术，如活检、椎体强化，以及靶向处置解剖异常的极外侧椎间盘突出或进入椎管的血管入口点模糊的动静脉瘘。
- 永远记住：机器人是一种工具，可以帮助一个好的手术医生更精确和高效，但不会使一个糟糕的手术医生更好！

摘要：男性，77 岁，主诉椎板切除术后颈椎后凸，C3/4 处出现自发融合，既往前后路 C5/C6 融合。自诉有严重的颈部和双侧手臂不适，以及下颌－胸部畸形，他有明确的既往内科病史。他接受手术取出了先前的内固定，做了多节段 SPOs 以促进颈椎前凸的恢复，接受使用机器人导航 C2 ～ T2 颈椎和胸椎椎弓根螺钉内固定，随后进行了畸形矫正和脊柱融合。

病例 11：肥胖病人机器人辅助下的 MIS TLIF

Siri Sahib S. Khalsa, MD and Paul Park, MD

病例介绍

患者，女性，45 岁，因顽固的双下肢疼痛就诊。主诉病史长达 4 年，最开始右侧踝关节出现疼痛，逐渐发展至双腿。步行、久坐、腰部活动、咳嗽或打喷嚏都会使疼痛加剧。尽管背痛，但以腿痛为主。术前访视中，腿痛评分为 10/10，背痛评分为 8/10，Oswestry 残疾指数（ODI）为 72%[1]。接受了几乎各种保守治疗，包括物理治疗和腰部硬膜外类固醇注射。从未接受过脊柱手术。

既往病史主要是肥胖、阻塞性睡眠呼吸暂停、高血压和慢性肾脏病 4 期，还在等待移植手术的名单上。不吸烟，也没使用麻醉性止痛药。

患者身高 165cm，体重 90.9kg，BMI 33.4kg/m^2。双侧下肢近端和远端感觉无减退，肌力正常。

MRI 显示 L5 ～ S1 间隙 1 度滑脱，椎间盘高度消失，双侧椎间孔严重狭窄。右侧侧隐窝明显狭窄。站立 X 线片显示双侧 L5 峡部裂，L5 ～ S1 椎体滑脱加剧为 2 级。矢状面平衡为 +4.5cm。骨盆入射角和腰椎前凸相匹配。腰椎滑脱的程度在前屈位和后伸位上相似。典型的术前影像如图 11.1 所示。

关键技术难点

- 病人体位安全摆放。
- 规划合适的螺钉钉道。
- L5 ～ S1 处右侧隐窝、右侧神经孔（直接）和左侧神经孔（间接）充分减压，同时保护出口神经根。
- 撑开塌陷的 L5 ～ S1 椎间隙以备植入椎间融合器。

手术理念

高体重指数（BMI）患者过多的皮下脂肪会增加创面的深度，开放式的 L5 ～ S1

的经椎间孔入路腰椎椎间融合术（TLIF）需要做一个大切口，这将增加患者伤口出现并发症的风险。经皮椎弓根螺钉置入的微创 TLIF 手术解决了这一问题，因为切口大小和显露范围基本上不受患者 BMI 影响。使用机器人刚性机械臂，完成椎弓根螺钉钉道序列制备有助于减少手术人员的辐射暴露，同时使应用辅助引导器械从皮肤到椎弓根较长距离准确置钉难度降低[2-8]。

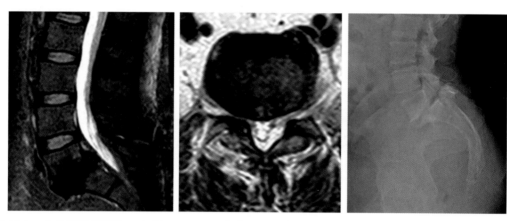

图 11.1　术前腰骶椎影像。左侧：T2 MRI 矢状面显示椎间盘高度丢失和 L5～S1 椎体 1 度滑脱。中间：L5～S1 T2 MRI 轴位显示右侧侧隐窝狭窄和双侧椎间孔狭窄。右侧：立位 X 线片显示双侧 L5 峡部裂和 L5～S1 椎体 2 度滑脱。

手术步骤

- 应用 Jackson 手术床，取俯卧位。
- 髂骨钉的放置和连接参考设备。
- 术前高分辨率 CT 扫描注册与术中透视的匹配。
- 应用机器人导航系统规划 L5 和 S1 椎弓根螺钉植入。
- 机器人辅助植入 L5 和 S1 左侧椎弓根螺钉。
- 机器人辅助 L5 和 S1 椎弓根右侧钉道内放置导针。
- 放置管状牵开器，用于右侧 L5～S1 椎板切开、关节突关节切除、椎间孔成形。
- L5～S1 椎间盘切除术，终板准备。
- 自体骨移植、同种异体骨移植、生物制品和 L5～S1 可扩张椎间融合器的放置。
- 通过 L5～S1 右侧的导针放置椎弓根螺钉。
- 放置双侧连接棒并拧紧螺钉。
- X 线予以验证。

患者被送到手术室，在气管插管的辅助下予以全身麻醉。安放体感诱发电位（SSEP）和肌电图（EMG）神经监测电极。翻身俯卧在 Jackson 手术台上。适当的安放和保护她的手臂。保护所有受压点。安全固定在手术台上（图 11.2）。

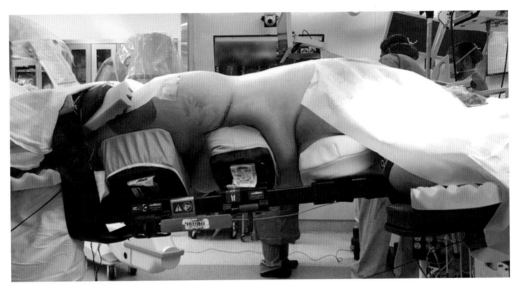

图 11.2　患者俯卧于 Jackson 手术床上，受压点使用衬垫。

进行标准皮肤消毒和铺巾，在左髂后上棘上做一个小切口。敲入髂骨钉至骨内，连接参考部件。然后使用专用定位器来获得前后位（AP）和侧位片视图，根据术前高分辨率 CT 扫描，将目标脊柱节段注册到脊柱导航装置上（图 11.3）。一旦注册过程完成，L5 和 S1 椎弓根螺钉就被规划到机器人导航系统上（图 11.4）。

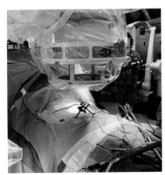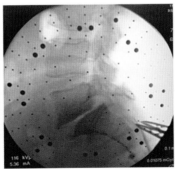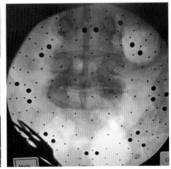

图 11.3　利用术中透视对术前 CT 进行注册。左图：连接动态参考组件到髂骨针；对目标脊柱节段透视定位。中间和右图：侧位和前后位术中透视图像进行注册。

将 ExcelsiusGPS（Globus Medical，Audubon，PA）机器人导航系统移入手术区域，做旁正中切口 2.5cm，备用于螺钉植入（图 11.5）。根据先前的螺钉植入规划，机械臂随后被定位到左侧 L5 段。然后利用导航钻头钻椎弓根通道（图 11.5）。利用导航开路对椎弓根道进行攻丝（图 11.6）。将一个大小合适的椎弓根螺钉连接到延长的螺纹片上，然后将螺丝连接到导航螺丝刀上。将椎弓根螺钉插入先前创建的钉道内（图 11.6）。左侧 S1 螺钉重复此流程。注意力转向右侧，机器人在椎弓根内放置克氏针。机械臂安放在 L5 处。使用导航钻头来制作椎弓根通道。该处攻丝并放置一根克氏针。在 S1 重复这一过程。放置克氏针是为了顺利地放置管状牵引通道。

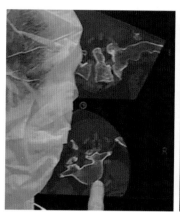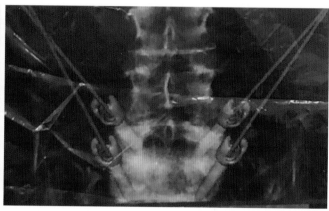

图 11.4　在机器人导航系统上规划 L5 和 S1 椎弓根螺钉的钉道。

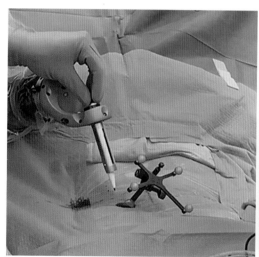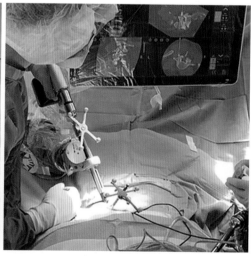

图 11.5　左图：通过机器人导航标记的左椎弓根螺钉轨迹切口。右图：通过机器人内固定导航使用导航钻头创建一个椎弓根通道

利用导航，确定 L5 ~ S1 节段。进行连续扩张后放置管状牵开器（直径 26mm，长度 80mm）。透视证实位置，手术野摆放显微镜。在显微镜视野下进行椎板切除。椎板切除延伸至峡部缺损。切除下关节突并保存备用自体骨植骨。切除剩余关节面的上内侧部分。切除黄韧带。仔细地松解神经根。确定 L5 ~ S1 椎间隙。根据椎间隙塌

陷程度，使用椎间铰刀进入椎间隙并逐级撑开（图 11.7）。切除椎间盘。处理终板备
植骨。将两块骨形态发生蛋白海绵置于椎间隙，随后局部植入自体骨和少量同种异体
骨。选择适当大小的可扩张融合器。透视下将融合器嵌入椎间隙并扩张（图 11.7）。

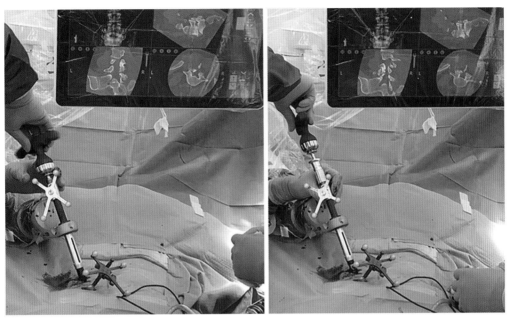

图 11.6　左图：通过机器人内固定导航攻丝椎弓根钉道。右图：通过机器人内固定导航置入椎弓根
　　　　螺钉。

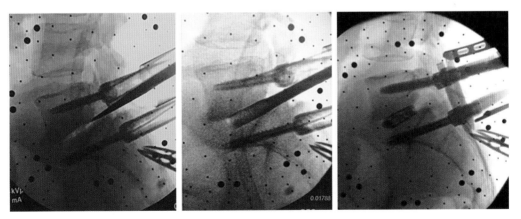

图 11.7　L5 ～ S1 椎间隙准备和椎间融合器植入术中透视图像。左图：使用骨刀进入塌陷的椎间隙。
　　　　中间图：进行逐级撑开间隙。右图：植入椎间融合器；脊椎滑脱复位。

　　将适当尺寸的椎弓根螺钉连接延长片。然后将椎弓根螺钉沿克氏针置入右侧 L5
椎弓根。同样植入 S1 椎弓根螺钉。然后通过螺钉头放置合适尺寸的连接棒并拧紧固定。
通过对侧的螺钉头安放第二根预弯连接棒。放置螺丝并拧紧至适当扭矩。分层间断缝
合小切口。用皮肤胶封闭皮肤。

避免并发症的要点和技巧

- 机器人导航辅助椎弓根螺钉置入的准确性取决于注册的准确性。应确保注册过程细致完成，注册后用可知的标记点验证准确性，确保参照架位置不被意外干扰。
- 考虑到进行微创手术时的视野有限，应该选择比较简单的透视方法以检查定位和钉道轨迹。

关键技术要点

- 微创经椎间孔腰椎椎间融合术（TLIF）可以用于峡部裂滑脱复位、同侧椎间孔直接减压和对侧椎间孔间接减压。
- 微创入路腰骶椎内固定融合可能对肥胖患者更有益，以减少大切口带来的并发症风险。
- 与传统徒手内固定相比，机器人辅助已被证明可以提高椎弓根螺钉植入准确性并减少辐射暴露。

参考文献

1. Fairbank JCT, Pynsent PB. The oswestry disability index. Spine. 2000;25（22）:2940–53.

2. Ghasem A, Sharma A, Greif DN, Alam M, Maaieh MA. The arrival of robotics in spine surgery: a review of the literature. Spine（Phila Pa 1976）. 2018;43（23）:1670–7.

3. Elswick CM, Strong MJ, Joseph JR, Saadeh Y, Oppenlander M, Park P. Robotic–assisted spinal surgery: current generation instrumentation and new applications. Neurosurg Clin N Am. 2020;31（1）:103–10.

4. Joseph JR, Smith BW, Liu X, Park P. Current applications of robotics in spine surgery: a systematic review of the literature. Neurosurg Focus. 2017;42（5）:E2.

5. Khalsa SSS, Mummaneni PV, Chou D, Park P. Present and future spinal robotic and enabling technologies. Oper Neurosurg. 2020;In Press.

6. Srinivasan D, Than KD, Wang AC, La Marca F, Wang PI, Schermerhorn TC, et al. Radiation safety and spine surgery: systematic review of exposure limits and methods to minimize radiation exposure. World Neurosurg. 2014;82（6）:1337–43.

7. Jiang B, Pennington Z, Azad T, Liu A, Ahmed AK, Zygourakis CC, et al. Robot–assisted versus freehand instrumentation in short–segment lumbar fusion: experience with real–time image–guided spinal robot. World Neurosurg. 2020;136:e635–45.

8. Rampersaud YR, Foley KT, Shen AC, Williams S, Solomito M. Radiation exposure to the spine surgeon during fluoroscopically assisted pedicle screw insertion. Spine（Phila Pa 1976）. 2000;25（20）:2637–45.

病例12：骨盆高度倾斜的腰椎滑脱症腰骶关节融合内固定

Gregory T. Poulter，MD

本文报道一例利用 Mazor XSE 手术治疗高骶骨斜度峡部裂性腰椎滑脱的病例。由于内固定螺钉钉道平行于终板、头尾方向陡峭，因此具有高骨盆入射角的腰骶椎经皮内固定在技术上具有挑战性，因为这有可能导致皮下穿行路径较长和钉尾的碰撞。使用机器人软件的预先规划能力来利用直径大的 L5 和 S1 处椎弓根，可以调整内固定构造以减少头尾侧路径并消除碰撞。由此可以很容易地采用经皮技术植入内固定。

病例介绍

患者72岁，男性，退休人员，有下腰痛并向双侧腿部放射痛病史10年。在站立和行走时加重，疼痛评分10/10，坐位时改善。多次行理疗和脊椎注射，病情没有好转。

患者内科病史为冠心病冠状动脉旁路移植术（CABG）术后、高脂血症、二尖瓣关闭不全和高血压。

体格检查显示运动无障碍，没有锥体束征。在 L5 和 S1 之间可触及台阶。

站立位 X 线片（图 12.1）显示 L5～S1 峡部裂滑脱，前方脱位 17mm，骶骨倾斜 48°。椎间盘高度完全丧失。站立位屈伸位 X 线片上的滑脱没有变化。然而，腰椎 MRI（图 12.2）显示仰卧时滑脱减少至 7mm。双侧 L5～S1 神经孔严重狭窄。

所有保守治疗措施（包括物理治疗、活动调节、非甾体抗炎药和注射）均失败后，患者同意进行 L5～S1 前方椎间融合后路内固定。作者认为，在高骶骨倾斜度的情况下，活动的滑脱需要双侧椎弓根螺钉固定。

患者接受了简单的侧位 L5～S1 OLIF，后路经皮内固定，估计失血量为 200ml，术后第 1 天出院。

关键技术难点

骶骨倾斜度的增加会使椎弓根螺钉头尾侧路径陡峭，导致皮下通道过长、钉尾碰撞和内固定放置困难。

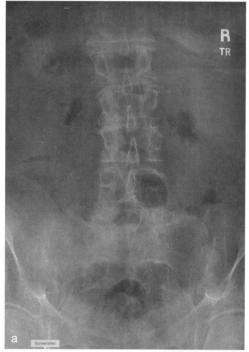
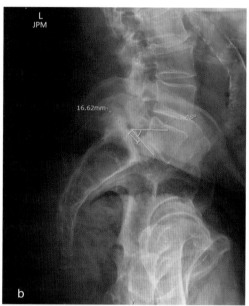
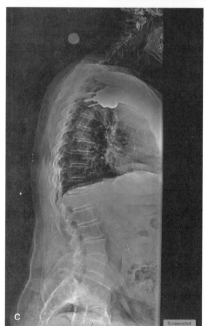

图 12.1　（a 和 b）腰椎正位和侧位 X 线片。（c）站立 30 英寸长片。

手术理念

在骶骨倾斜度较高的情况下，机器人辅助对于置入 L5 和 S1 内固定帮助极大。如果椎弓根螺钉平行于终板，将导致头尾陡峭，并在软组织中穿行较长。由此产生的钉尾深度使得连接棒植入困难，并且恢复 L5 ～ S1 脊柱前凸的巨大拉力会导致内聚，从而引起钉尾碰撞。使用机器人软件预先规划植入路径的能力可使外科医生能够充分了解 L5、S1 椎弓根的形态，这些椎弓根通常短而宽，可为椎弓根螺钉提供宽的、安全的通道，其允许钉道做出更大范围的调整。常规可调整 20° 或更大。通过利用预先计划软件，外科医生可以最大限度地减小头尾倾斜度，并且使钉尾不交叉，以便于轻松放置内固定。

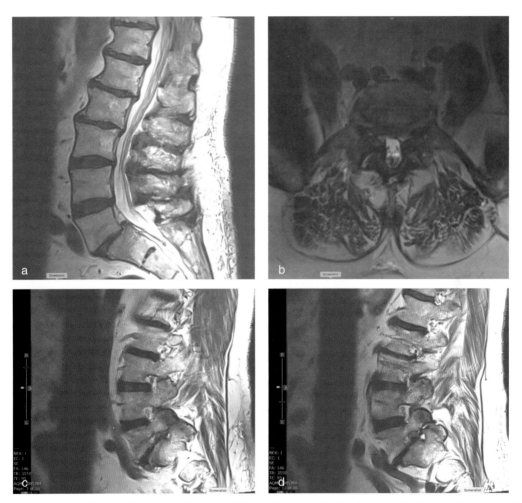

图 12.2　（a）矢状 T2 加权 MRI 扫描。（b）轴位 T2 加权 MRI 扫描。（c）右侧矢状 T2 加权 MRI 扫描。（d）左侧矢状 T2 加权 MRI 扫描。

机器人辅助手术的另一个好处是能够在侧卧位将双侧椎弓根螺钉准确放置。作者偏好侧入路腰骶椎滑脱的 OLIF 并采用双侧经椎弓根内固定。该入路应用大接触面的融合器，有助于恢复节段性脊柱前凸和椎间孔大小，同时不需要额外的时间来摆放患者体位进行双侧椎弓根螺钉固定。有关如何使用 Mazor XSE 进行单体位手术的详细信息在不同章节中介绍。

手术步骤

- 在手术前获取 CT，并规划通过 L5 和 S1 椎弓根内固定的轨迹，以最大限度地减少规划路径头尾方向倾斜率。
- 根据偏好 L5～S1 入路摆放体位。对于单体位手术可以选择侧卧，如果是 ALIF，则选择仰卧位。
- 完全前路重建。
- 在手术区域之外部位连接机器人到病人骨盆。
- 用 CT 透视匹配注册病人的解剖结构。
- 按照轨迹标记皮肤，以规划切口。
- 所有椎弓根钻孔。
- 攻丝和置入螺丝。
- 筋膜下置连接棒。
- X 线透视确认。
- 闭合皮肤切口。

第一步是获得用于规划的 3D 成像，如果采用 Mazor XSE，可以通过手术前 CT 扫描或通过手术中 O 型臂扫描完成。一旦图像被导入软件，椎弓根螺钉的植入轨迹就可以规划，以避免活动的头侧关节突关节面和尾部髂骨翼与钉尾撞击。然后通过调整螺钉的角度来减小内固定头尾侧角（图 12.3a）。仔细检查螺钉轨迹并预测与皮肤表面和钉尾投影的相互关系。突出部分不应相互交叉，因为由于钉尾碰撞螺钉放置过程会很困难（图 12.3 b 和 c）。如果对融合节段要求额外的前凸度，由此产生的钉尾轨迹将变得更加内聚，就需要努力来避免碰撞。然后检查最终内固定，以确保所有计划的植入物在骨中保持位置安全。

关键技术要点

骶骨斜度高的脊椎滑脱病人植入椎弓根螺钉，可以通过减少钉道头尾倾斜来简化置钉难度。

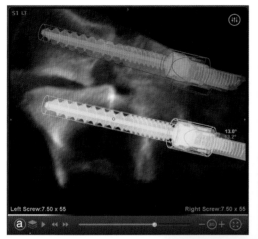

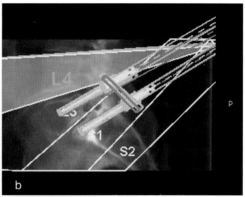

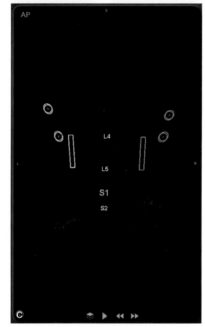

图 12.3　（a）规划 4 枚经皮椎弓根螺钉，S1 钉道从尾侧偏向头侧 13°。（b）规划 4 枚经皮椎弓根螺钉，避免钉尾轨迹碰撞。（c）术前计划显示规划切口位置良好

　　患者进入手术室后，首先手术处理前柱。L5 ～ S1 采用腹膜后入路。在进行试模和放置融合器时，通过侧位透视评估脊柱前凸和椎间盘高度恢复情况（图 12.4）。L5 椎体拧入一枚螺钉，以防止植骨脱出。

　　对于后路内固定，Mazor XSE 机器人（Medtronic，Minneapolis，MN）通过经皮放置在髂后上嵴的单个斯氏针连接到脊柱。通过透视检查将患者的解剖结构注册到术前 CT 计划中。在切皮之前，对于每个螺丝钉轨迹在患者的皮肤上做标记。即在扩张器上涂少许墨水，然后将机械臂送到每个钉道植入处，完成皮肤标记。这样可在外观上确

认皮肤切口已规划适当，保证螺钉尾不会发生碰撞。在皮肤切开之前可以对螺丝轨迹进行任何调整。穿刺皮肤，然后切开，切口长度为最大扩张器直径的 1.6 倍，使放置扩张器产生最小的张力。每个椎弓根螺钉钉道都要小心钻孔，采用轻触技术，以避免脊柱运动。一旦所有的椎弓根都被钻孔，在攻丝和放置螺钉时需要进行刺激肌电图监测，防止椎弓根崩裂可能。钉道攻丝后在皮质表面形成一个更大的开口，有助于把持和引导螺钉进入适当位置。在放置连接棒之前，透视检查核实螺钉位置（图 12.5）。在最终固定之前，再次透视检查来连接杆位置（图 12.6）。然后缝合所有切口（图 12.7）。

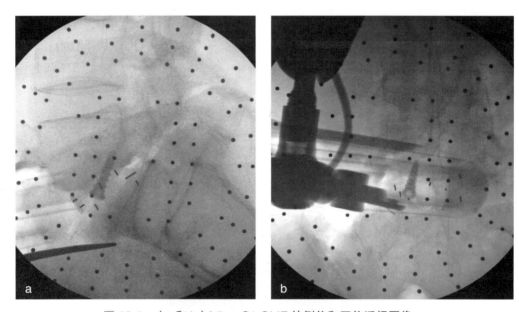

图 12.4　（a 和 b）L5 ～ S1 OLIF 的侧位和正位透视图像。

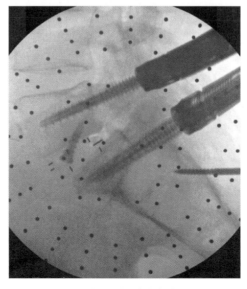

图 12.5　侧位透视确定螺钉位置。

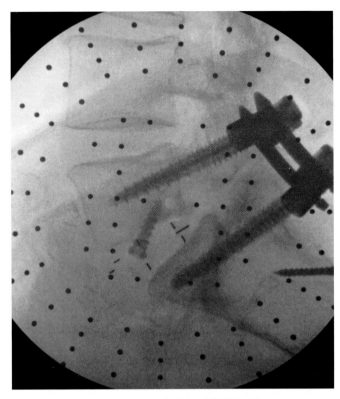

图 12.6　侧位透视植入连接杆位置。

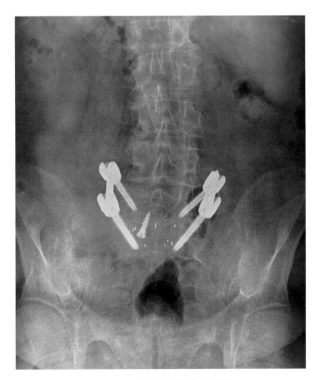

图 12.7　内固定最终正位片

避免并发症的要点和提示

- 根据术前 CT 进行规划，以简化手术室工作流程。
- 由于钉尾碰撞可能会影响正确的置钉和力线，因此钉尾在皮肤和皮下不能出现交叉。
- 避免 S1 的钉道过于靠近髂骨翼，因为它们会导致内固定向内侧偏移。
- 用 15 号刀片垂直切开皮肤，以避免出现难以缝合且容易造成伤口损伤。
- 在攻丝和置钉之前，所有椎弓根钉道钻空需要轻触技术。
- 通过攻丝增加皮质表面的开口，以助力椎弓根螺钉进入钉道。

参考文献

1. Kim, SY, et al. Anterior lumbar interbody fusion for lumbosacral junction in steep sacral slope. J Spinal Disord Tech. 2008;21（1）: 33–38.
2. Chen, L, et al. Influence of sacral slope on the loading of pedicle screws in postoperative L5/S1 isthmic spondylolisthesis patient: a finite element analysis. Spine （Phila Pa 1976）. 2016;41（23）: E1388–93.
3. Liow, MHL, et al. Sagittally balanced degenerative spondylolisthesis patients with increased sacral slope and greater lumbar lordosis experience less back pain after short–segment lum– bar fusion surgery. Clin Spine Surg. 2020;33（5）: E231–5.
4. Drazin, D, et al. The role of sacral slope in lumbosacral fusion: a biomechanical study.J Neurosurg Spine. 2015;23（6）:754–62.

病例 13：门诊机器人辅助下 MIS TLIF 手术

Bryan Barnes, MD

病例介绍

患者，男性，47 岁，主诉机械性下腰痛和左腿疼痛加重 18 个月，主要为 L5 支配区。患者接受了多种非手术治疗，包括减少活动、非甾体抗炎药、一个疗程家庭锻炼计划、8 周的物理治疗和两次经椎板间 L4～L5 硬膜外类固醇注射。尽管他接受了非手术治疗，但左侧坐骨神经痛却越来越无法忍受。主要症状是行走或活动时的背部和左腿疼痛，这影响了他的焊工职业以及他之前的举重锻炼。

患者既往内科病史只有控制良好的高血压。体格检查显示胫前肌力轻微无力，为 4/5，双侧直腿抬高试验 30° 阳性。

影像学检查，包括 MRI 和动力位平片（图 13.1a 和 b），显示非活动型 1 度 L4～L5 脊椎滑脱，伴有相应的双侧椎管狭窄。尽管患者明确表示考虑手术干预，但他最关心的是他是否能快速恢复活动能力以及手术干预的整体远期疗效。

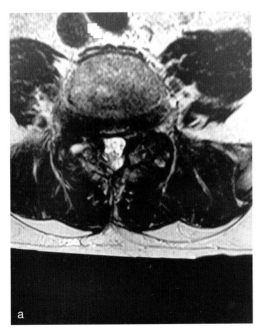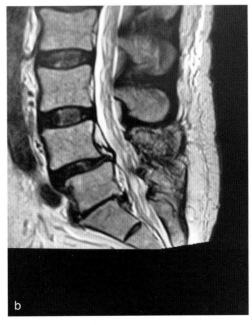

图 13.1　（a 和 b）轴位和矢状位 MRI 图像提示 L4～L5 脊椎滑脱 1 度。

关键技术难点

- 患者正处于工作年龄阶段，他期望手术能有效、持久地缓解坐骨神经痛。
- 手术的目标是通过神经减压以缓解症状和获得最佳的长期效果。
- 患者需要在合理的时间范围内恢复到繁重的劳动岗位。
- 理想的手术入路应尽量减少对软组织的破坏，以加快恢复。

手术理念

对于一个年轻患者来说，非活动性1度脊椎滑脱的治疗决策有时是一个困难的过程。虽然选择简单的微创减压对患者来说很有吸引力，但任何治疗都必须考虑患者对远期疗效的诉求以及他繁重的劳动职业需求。在与患者讨论腰椎融合选择时，我们告知他微创经椎间孔椎体间融合（MIS）TLIF已被证明可实现良好的长期效果并可加速恢复[1]。此外，门诊手术中心（ASC）行微创TLIF可缩短住院时间，也被证明安全有效[2]。作者发现，使用单一专业（神经外科）门诊手术中心具有多种优势。因为它是一个只做脊柱手术的机构，所以对于医务人员来说，能保持高效率和手术的一致性。以往在此治疗的患者都表示，当他们作为唯一的患者在该门诊机构接受手术时，对门诊提供的个性化护理满意度也很高。此外，作者在九年时间里进行了300例门诊MIS TLIF手术，没有发生任何术后感染。

机器人脊柱系统的使用是门诊手术中心MIS TLIF手术的理想补充。机器人不仅可提供比依靠透视法置钉更高的精度，同时通过小切口或经皮切口以高效方式精确置钉可以潜在优化手术流程。对于该个体患者，使用机器人椎弓根螺钉置入MIS TLIF术式治疗脊椎滑脱的远期疗效更持久，还可以加速恢复并避免住院治疗[3]。

手术步骤

- 患者在手术前接受术前计划CT检查。
- 外科医生评估计划椎弓根螺钉植入皮肤进入点。
- 置患者于Jackson手术床上，胸下置衬垫，取俯卧位。
- 然后将机器人系统连接到床架。
- 对有单侧或双侧症状的患者透视进行设计单侧旁正中Wiltse入路以进行减压。Wiltse入路侧切口并与椎弓根螺钉皮肤入点相对应（通常中线旁开30mm）。
- 单侧Wiltse切口用于单侧或双侧病变减压，并在TLIF的一侧进行全关节突关节切除。

- 使用透视进行机器人系统注册。

- 机器人系统用于置入椎弓根螺钉，在 Wiltse 切口侧使用开放技术，在对侧使用经皮技术。

术者在手术前分析术前 CT 扫描结果，术前计划 Wiltse 切口单侧减压以及螺钉钉道计划的方法（图 13.2a 和 b）。患者进行气管插管后翻身俯卧并将其转移到 Jackson

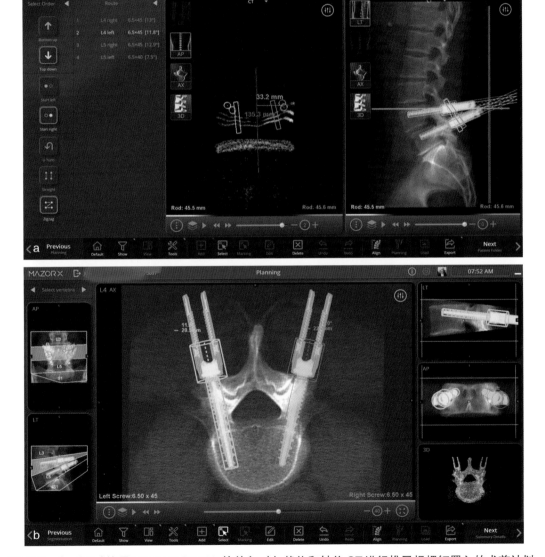

图 13.2　（a 和 b）使用 Mazor X Stealth 软件包对矢状位和轴位 CT 进行椎弓根螺钉置入的术前计划。

手术床上，胸部垫衬垫。脊柱左侧距中线 30mm 做单侧 Wiltse 切口，对症状侧进行减压。减压包括单侧关节突关节完全切除，Kambin 三角减压，以及本病例的对侧侧隐窝减压。用铰刀和终板刮刀处理准备椎间融合，然后使用填充有 rh-BMP-2 和自体骨的可膨胀椎间融合器（Voyager，Medtronic，Minneapolis，Mn）。注意确保将生物海绵置于椎间隙的前部。也用自体骨进行 Wiltse 切口侧后外侧融合。减压和 TLIF 后，使用 AP 和斜位 X 线片进行 Mazor-X+Stealth Edition 机器人（Medtronic，Minneapolis，Mn）注册。左侧现有的 Wiltse 切口用于放置椎弓根螺钉，通过使用 3.0mm×30mm 钻头开孔，然后使用 5.5mm 丝锥攻丝，然后放置 6.5mm×45mm 椎弓根螺钉，使用螺钉延长器（Voyager，Medtronic，Minneapolis，MN；图 13.3）。对侧使用经皮技术，相同顺序使用钻头、丝锥和螺钉延长器。所有丝锥和椎弓根螺钉均进行了阻抗测试，以确保准确性。患者手术后 154 分钟从门诊中心出院，独立行走并自述坐骨神经痛明显缓解。3 个月后随访显示，内植物位置稳定，患者作为焊工已回归其工作岗位（图 13.4a 和 b）。

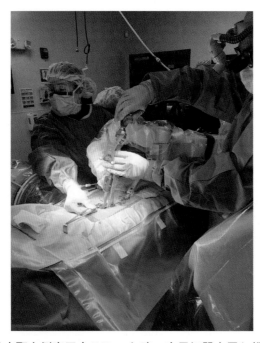

图 13.3　术中取左侧旁正中 Wiltse 入路，应用机器人置入椎弓根螺钉。

我们没有发现在门诊中心的病例中使用克氏针的显著优势，因为攻丝和阻抗螺钉测试以及立体定向影像引导可用于确定螺钉放置准确性。

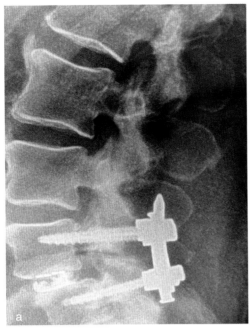
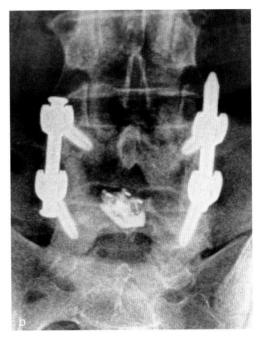

图 13.4　（a 和 b）3 个月随访患者的正侧 X 线片。病人的症状缓解良好，并恢复了焊工工作。

避免并发症的要点和提示

- 可以一起使用神经电生理监测和立体定向图像引导确认通过机器人椎弓根螺钉放置的准确性。

- 门诊中心通过 Wiltse 入路进行脊柱减压可直视神经结构，是一种安全有效的方法，同时也可进行对侧减压。

- 门诊中心使用机器人椎弓根螺钉置入进行 Wiltse 减压的患者可以在术后数小时内安全出院。

关键技术要点

- 门诊中心直接减压方法——Wiltse 入路手术可以当天出院，与机器人椎弓根螺钉置入相结合，以实现快速恢复。

- 在门诊中心可以有效使用立体定向机器人脊柱手术系统，并与 Wilse 入路相结合，以取得良好预后。

参考文献

1. Lau, D, Lee, J, Han, S, et al. Complications and perioperative factors associated with learn- ing the technique of minimally invasive transforaminal lumbar interbody fusion （TLIF）. J Clin Neurosci. 2011;18（5）:624-7.

2. Schlesinger, S, Krugman, K, Abbott, D et al. Thirty-day. Outcomes from standalone mini- mally invasive surgery-transforaminal lumbar interbody fusion patients in an ambulatory surgery center vs. hospital setting. Cureus. 2020;12（9） e 10197

3. Sengupta, D, Herkowitz, H. Degenerative spondylolisthesis: review of current trends and controversies. Spine. 2005;30（6 Suppl）:S71-81.

病例14：机器人辅助椎板切除椎管减压术

Yingda Li, MD, Kristopher Barberio, DC, and Michael Y. Wang, MD

病例介绍

患者，女性，27岁，肥胖，无其他病史。因下腰痛和左下肢疼痛放射到左足踇趾症状逐渐加重两年半就诊，分娩时出现，疼痛时伴有麻木、感觉异常和感觉迟钝（图14.1）。她的下肢疼痛的严重程度评分为8/10，以轴向症状为主。无括约肌功能障碍。

所有的保守治疗措施均无效，包括物理和整脊疗法、非甾体抗炎药、加巴喷丁和肌肉松弛剂。左侧L5神经根周围注射类固醇可暂时缓解症状。目前她的病情已经严重影响了生活和工作，导致她不能再继续做服务员。否认吸烟和麻醉剂使用史，既往无脊柱手术史，也没有明显的心理负担。

体格检查显示，左侧直腿抬高试验45°（+），踇长伸肌肌力4级（4/5），L5神经根皮节轻触觉和针刺觉丧失。磁共振成像（MRI）显示L4～L5椎间水平左侧向尾侧大的椎间盘突出（图14.2）。

关键技术难点

- 症状持续时间：从症状出现到接受手术治疗的时间间隔较长，这可能导致腰椎间盘切除术后的预后较差[1]。

- 年龄和期望值：年轻患者接受的手术治疗不可逆转地影响他们的脊柱曲度。此外，区分术后并发症和自然病史（包括椎间盘突出复发、责任节段和邻近节段退变等）几乎是不可能的。还应该注意的是，任何并发症都可能导致慢性且可能放大的后果，例如偏离患者预期结果。

- 椎间盘移位的程度：尾侧移位到椎弓根水平（或超出椎弓根水平，如本病例）的腰椎间盘突出会侵入"MacNab隐藏区"，这是众所周知的难以直接显露的区域[2]。

- 肥胖：皮下脂肪的增加通常要求更广泛的软组织剥离，更容易侵袭邻近节段。肥胖也与腰椎术后预后不良相关[3]，其中包括椎间盘突出的复发率增加[6]。

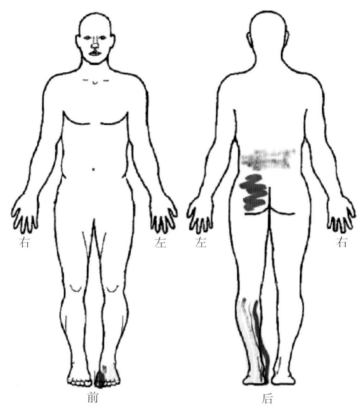

图 14.1 图示患者疼痛（蓝色）、麻木（黄色）、感觉异常（紫色）和感觉迟钝（红色）分布的区域。

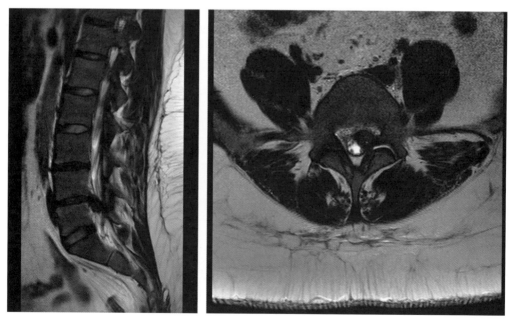

图 14.2 矢状位（左）和轴位（右）T2 加权 MRI 显示 L4 ～ L5 水平有一个较大的椎间盘向左后方脱出，至少达到 L5 椎弓根的水平。

手术理念

鉴于上述难点，术者选择了一种旨在尽量减少并发症的微创方法[4]。此外，脊柱内镜手术是所有脊柱微创手术中创伤最小的一种，能减少组织损伤和住院时间，从而可使患者提前重返工作岗位[5]。考虑到患者椎间盘突出的位置，需要在 L5 椎板边缘头侧进行靶向椎板切除。脊柱机器人技术可以提高椎弓根螺钉置入的准确性[6]。对于本例，尤其是考虑到患者的肥胖，我们秉承同样的原则，进行螺钉轨迹规划和保持高精确度手术，以避免过度的骨质去除和关节突关节的侵扰，从而导致医源性关节不稳。

手术步骤

1. 全身麻醉后，采用肌电图评估 L4 ～ S1 神经受压水平；

2. 采取俯卧位，在 Wilson 框架上尽量相对后凸，打开椎板间隙；

3. 将机器人主体安装在手术床侧轨上；

4. 固定针插入对侧（右）髂后上棘；

5. 使用 O 型臂进行立体定向图像采集及机器人注册；

6. 计算机软件进行术前规划椎板切除的路径；

7. 机器人引导下皮肤切开、经皮靶向置入、扩张和置入内窥镜通道；

8. 通过固定在机械臂上的定制适配器使用内镜磨钻逐层切除椎板，并且在磨钻开始前确定椎板切除停止的深度；

9. 将机械臂降低几毫米来加深椎板切除深度，从而形成薄薄的蛋壳样椎板皮质；

10. 在内窥镜下使用 Kerrison 咬骨钳进入椎管并扩大其开口；

11. 识别神经根，并用内镜牵开器把 L5 行走根轻轻向内侧牵开，然后内镜下使用髓核钳完成椎间盘切除术。

全身麻醉诱导之后适当摆放俯卧体位，将机器人主体（Mazor X, Medtronic, Minneapolis, MN）安装在手术台的侧轨上。Schanz 钉固定在对侧（右）髂后上棘，然后进行机器人连接和注册。使用 O 型臂（Medtronic, Minneapolis, MN）进行术中立体定向计算机断层扫描（CT），从而避免了额外的术前 CT。然后使用计算机的规划软件生成一系列以 L5 椎板头侧边缘（覆盖椎间盘突出）为靶区的椎板切除轨迹，从而形成规划图，汇聚于皮肤上的一个入点（图 14.3）。

调整机器人手臂到其初始位置，引导手术的整个经皮靶向操作过程（图 14.4），包括皮肤切开、扩张到内镜连接的整个过程（iLESSYS Delta，Joimax，Irvine，CA，92618）。使用内镜下射频消融去除少量覆盖的软组织，露出下方的骨质。当机器臂移动到椎板切除预定轨迹的位置时，将适配器（图 14.5）安装到机械臂上，然后内镜磨钻头（Shrill，Joimax，Irvine，CA，92618）穿过其中心孔。该适配器作为钻头尖端与手持附件之间的距离限深装置，计算安装到预定轨迹，磨钻开始使用之前应确定椎板内停止深度，以防误入椎管（图 14.6）。机器人的准确性可以用 X 光透视来确认（图 14.6）。随着机器人辅助磨钻应用，形成一组连续的蛋壳样椎板切开孔，便于进入椎管（图 14.7）。在确定了神经结构后内侧轻轻牵开 L5 行走根，于椎板切除位置深处发现突出的椎间盘，予以安全切除。术后 CT 证实 L5 的椎板头侧有局部切开缺损，与术前的规划匹配，没有侵犯相邻的关节突关节（图 14.8）。

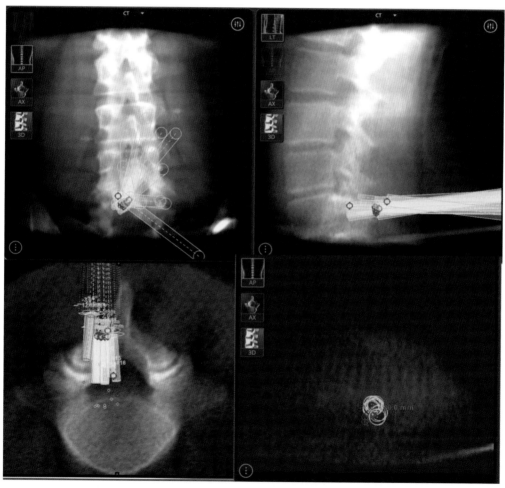

图 14.3　机器人计算机屏幕的屏幕截图展示了使用其规划软件在冠状（左上）、矢状（右上）和轴向（左下）平面上生成的椎板切除范围图，皮肤入点（右下）切口长度小于 2cm。

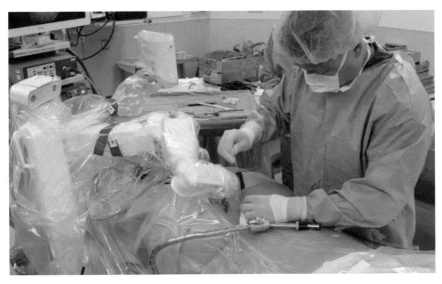

图 14.4　术中图像示患者体位、手术室布局和机器人经皮靶向引导起始阶段。

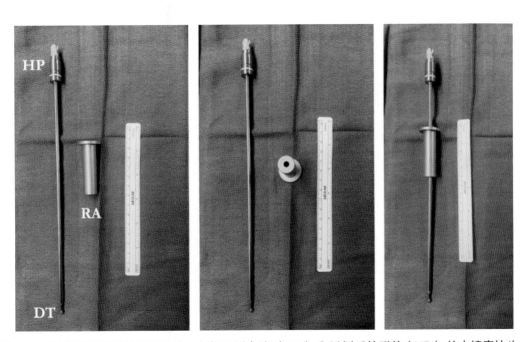

图 14.5　手术图像识别的关键组件，包括远侧尖端（DT）和近侧手持附件（HP）的内镜磨钻头，以及具有用于配合钻头的中心孔的机械臂适配器（RA）。注意，手持附件无法穿过该中心孔，从而阻止了钻头的进一步推进。

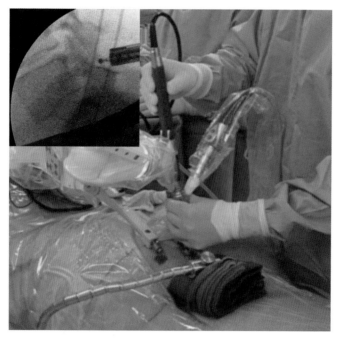

图 14.6 术中图像展示机械臂处于椎板切除轨迹的位置，内镜磨钻头穿过定制的适配器，然后穿过内镜孔。插图（左上）是使用 X 光确认机器人精度。

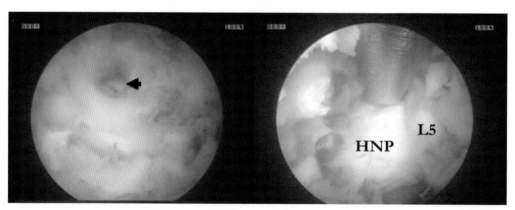

图 14.7 内窥镜图像展示了进入蛋壳样 L5 椎板（左）和椎管的开口（箭头），以及内侧牵引走行 L5 神经根（右）后识别潜在椎间盘突出（HNP）。应注意在深处可以看到通过加压内镜冲洗系统安全分开的骨质开口和硬膜囊（左）。

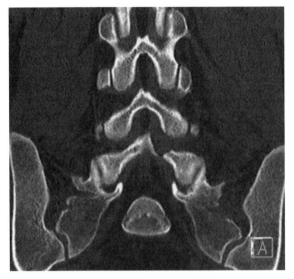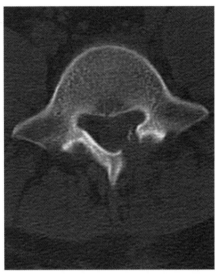

图 14.8　术后冠状位（左）和轴位（右）CT 显示 L5 的头侧椎板边缘局灶性切除缺损区。

关键技术要点

- 迄今为止，机器人技术的精度和准确性已在椎弓根螺钉置入中得到证明[7]。

- 上述优点再加上计算机的规划软件，可以用来规划和执行高精准的椎板切除和减压术，以适应每个患者的独特病理解剖特点。

- 机器人技术可以最大程度地避免徒手的弊端（例如方向误差和无意的手部移动），同时还可以减少职业危害（包括辐射暴露和术者疲劳）。

- 机器人技术作为其他新技术（例如脊柱内镜技术）有用的辅助手段可使初期学习曲线变得平缓。

避免并发症的要点和技巧

- 手术开始之前，应确保不同手术组件之间的完美配合，以避免术中延迟。
- 在规划阶段，椎板切除的轨迹应集中在皮肤表面的单个入点，以最大程度地减小皮肤切口的长度。
- 磨钻使用阶段，必须确保在骨内一定深度停止，以防止意外椎板穿破。
- 内镜加压冲洗系统（可推开神经根）可以通过机器人靶向引导椎板切除（包括在没有黄韧带的区域），从而安全进入椎管。
- 必须注意术中不要撞到髂后上棘固定钉，或在机器人组件的任何其他部分上施加不适当的力。如果在手术过程中机器人精度不确定，则应更换固定钉，重新注册患者信息，并获得新的 O 臂采集数据。此外，可以通过透视以进行实时确认。

参考文献

1. Rihn JA, Hilibrand AS, Radcliff K, et al. Duration of symptoms resulting from lumbar disc herniation: effect on treatment outcomes: analysis of the Spine Patient Outcomes Research Trial（SPORT）. J Bone Joint Surg Am. 2011;93（20）:1906–14.

2. Macnab I. Negative disc exploration. An analysis of the causes of nerve–root involvement in sixty–eight patients. J Bone Joint Surg Am. 1971;53（5）:891–903.

3. Buerba RA, Fu MC, Gruskay JA, Long WD, Grauer JN. Obese Class III patients at signifi– cantly greater risk of multiple complications after lumbar surgery: an analysis of 10,387 patients in the ACS NSQIP database. Spine J. 2014;14（9）:2008–18.

4. Rasouli MR, Rahimi–movaghar V, Shokraneh F, Moradi–lakeh M, Chou R. Minimally invasive discectomy versus microdiscectomy/open discectomy for symptomatic lumbar disc herniation. Cochrane Database Syst Rev. 2014;（9）:CD010328.

5. Barber SM, Nakhla J, Konakondla S, et al. Outcomes of endoscopic discectomy compared with open microdiscectomy and tubular microdiscectomy for lumbar disc herniations: a meta–analysis. J Neurosurg Spine. 2019;31:802–15.

6. Meredith DS, Huang RC, Nguyen J, Lyman S. Obesity increases the risk of recurrent herni– ated nucleus pulposus after lumbar microdiscectomy. Spine J. 2010;10（7）:575–80.

7. Devito DP, Kaplan L, Dietl R, et al. Clinical acceptance and accuracy assessment of spinal implants guided with SpineAssist surgical robot: retrospective study. Spine. 2010;35（24）:2109–15.

病例 15： 胸椎旁神经鞘瘤切除术

Giacomo Pacchiarotti, MD

病例介绍

患者，男性，64 岁，来院进行车祸后评估。他因开车时失去意识而发生车祸，事故发生后，被送入急诊室进行评估，以排除身体损伤并查找失去意识的原因。患者体格检查正常，肠道和膀胱功能无异常，神经系统检查无肌力减弱或神经病变。

既往病史无异常，非雇主缴费医保。既往无手术史，无任何重大疾病史，无吸烟史，无服用麻醉性药品史。

在诊断检查期间，胸部 X 线片显示左肺心尖部不透明阴影。CT 进一步检查显示，左胸内有一个边缘清晰的球形椎旁肿块，位于主动脉弓和锁骨下动脉附近的后外侧沟（图 15.1）。MRI 图像高度提示肿块为后纵隔神经源性肿瘤（PMNT）。病理活检证实了神经鞘瘤的诊断。被告知病情后，病人同意接受手术。患者明确要求尽可能以微创方式切除肿块。

关键技术挑战

- 完全切除瘤性包块及完整包膜。
- 保护周围重要的解剖结构，尤其是心血管结构。
- 尽量减少住院天数和住院相关费用。
- 选择微创手术方法，尽可能减少软组织破坏和失血。
- 采用机器人技术实现手术目的，将并发症风险降至最低，并确保精确切除肿块和快速恢复。

手术理念

传统上，PMNT 切除术是通过后外侧开胸手术进行的。然而，近几十年来，胸腔镜微创手术（VATS）在所有适用的情况下都是首选方案。在许多胸腔内手术中，这种技术已经明确显示出其优于传统开胸术。它大大减少了并发症和住院时间，并提高了患者的术后生活质量、外观和整体满意度。然而，这项手术受到技术本身的多种限制，尤其是在狭窄的操作空间（比如位于膈肌或主动脉弓附近的区域），受限更加严重。

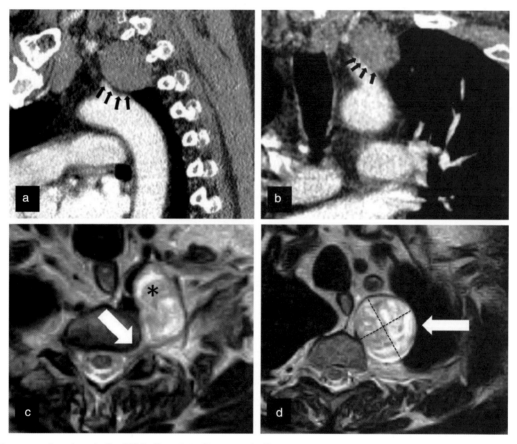

图 15.1 （a 和 b）典型的矢状面和冠状面 CT 扫描显示，在上沟位置有一个左侧椎旁神经鞘瘤。（c 和 d）T2 加权磁共振轴向显示此神经源性肿瘤起源于神经根。

最先进的手术技术如达芬奇手术系统（Intuitive Surgical Inc., Sunnyvale, CA, USA）极大地增加了胸腔镜下到达后纵隔神经源性肿瘤的机会。

达芬奇系统拥有 4 个灵巧的手术臂、12～40 倍的放大倍数和 3D 高分辨率图像。这些优势可以让外科医生即使是在极端角度的、深部或封闭的狭窄空间，需要开放切除的情况也能进行精准切除手术。

就这个特殊病例而言，选择高科技方法显示出许多优势[1,2]。它可以更快、更安全地进入椎旁区域，并降低血管和神经损伤的风险，尤其是臂丛神经，一旦损伤可能会造成短期或永久性的 Horner 综合征[3]。因此，我们选择采用机器人辅助胸腔镜下经胸前入路手术[4]。另一种选择是经腋下开胸，以确保充分进入切除区域，因为标准微创胸腔镜手术非常困难，风险很高[5]。

下面描述的手术方法使我们的患者能够避免多学科联合手术，降低手术风险和住院发病率，也降低了患者住院和治疗期间的时间及人力成本[6]。文献证实，通过机器人辅助胸腔镜切除纵隔肿瘤的患者中，超过 80% 在术后第 1 天得以出院[7]。这个案例说明了微创机器人辅助切除术是一种有效的治疗方法，也是现有技术的有效替代方法。它还强调了机器人的可靠性，并展示了其精确操作和切除肿块的能力所带来的许多明显优势。

手术步骤

- 将病人转运到手术台上；
- 插入胸腔管，并肺排气；
- 右侧卧位，建立无菌手术区；
- 连接胸腔镜摄像头端口；
- 连接其他端口；
- 机器人对接和校准；
- 内镜下可视化解剖和肿瘤肿块的识别；
- 胸膜剥离；
- 将肿块从底层解剖结构中分离；
- 分离和切断肿块起源；
- 胸腔肿瘤摘除；
- 止血；
- 肺再通气；
- 皮肤切口缝合。

病人被送往手术室，置于手术台上，进行全身麻醉，同时用单腔气管导管开始插管。使用支气管内球囊（Rusch EZ-Blocker, Teleflex Inc., Wayne, PA, USA）对左肺进行阻塞。整个过程在支气管镜控制下进行。将患者置于右侧卧位，在左侧胸部建立手术区域；同时进行抗生素预防治疗。

定位第 7 肋间间隙，沿第 7 肋间间隙在预定位置进行多个皮肤切口，以便进入达芬奇手术端口。首先制作胸腔镜切口，然后进入胸腔，注入二氧化碳使左肺完全放气，减少纵隔扑动，同时将纵隔移向对侧。然后在直视下放置后续机械臂端口，以降低受伤风险（图 15.2）。

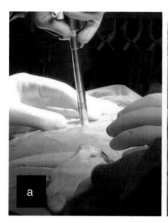
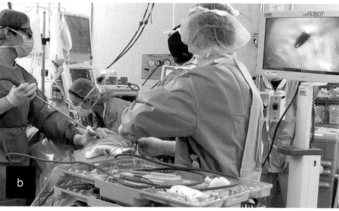

图 15.2　（a）通过皮肤切口在胸腔内插入 8mm 3D 高清摄像头端口。（b）严格直视下插入其他端口。

　　达芬奇机器人放置于病人身体上方（图 15.3）。机器人系统 3D 高清成像辅助下，从后上纵隔牵开肺以全面显示肿瘤所在的后胸腔以及重要的邻近解剖结构。

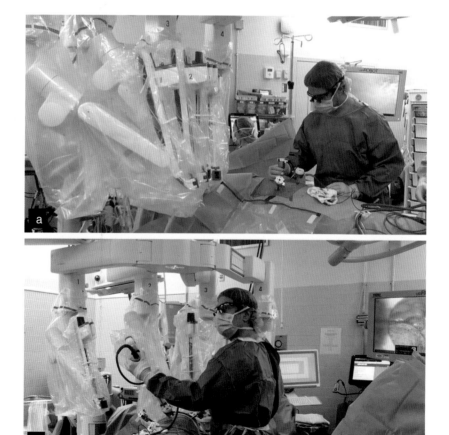

图 15.3　（a）将机器人小心地安置在患者身上。（b）助手将摄像头臂连接到相应的接口，建立工作平台，然后将其他机械臂定位安放在相应端口。

肿瘤位于左上沟（图 15.4），与主动脉弓充分分离；位于锁骨下动脉胸内部分后面，毗邻交感神经链，第 2 胸椎体侧面和第 1 肋骨弓内侧。

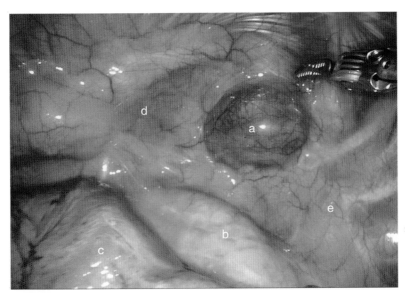

图 15.4　内镜视图（a）切除前的左上沟椎旁神经鞘瘤，显示肿瘤靠近（b）主动脉弓；（c）左肺；（d）胸锁骨下动脉；（e）交感神经链

将肿瘤顶部的壁胸膜围绕肿块进行环形分割，以形成一个安全的手术空间，并防止包膜破裂。然后将肿瘤从周围的解剖结构中剥离出来（图 15.5）。在这个阶段，可以充分利用机器人手术的优势，配备了双极电凝和可互换摄像头端口的机械臂尖端可进行七个维度的活动，使外科医生即使在靠近重要结构的狭窄解剖空间中也能进行精确操作。一旦将肿瘤从骨膜和交感神经中分离出来，分离并切断肿瘤的根部。将整个肿瘤块放入内窥镜取物袋中，与完整的包膜一起从皮肤切口取出（图 15.6）。

在检查相邻解剖结构完整性的同时仔细止血。然后机器人与病人分离，留置引流管封闭皮肤切口，直视下重新复张左肺。

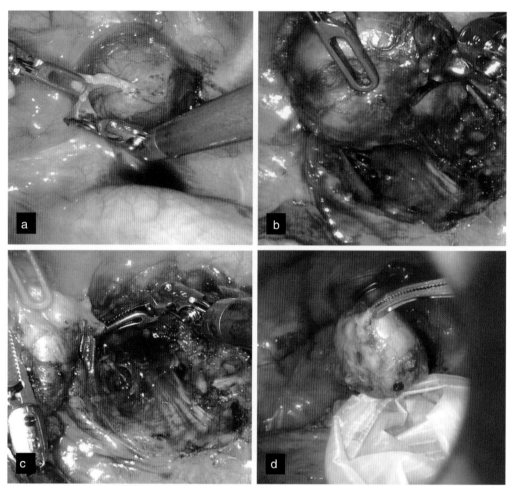

图 15.5　术中主要步骤照片。（a）切开脏层胸膜。（b）从底部剥离肿瘤性肿块。（c）分离和切断神经根部。（d）将切除肿瘤装入内镜取物袋中。

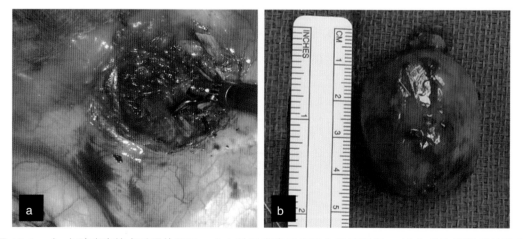

图 15.6　（a）肿瘤床的术后照片显示，止血效果满意且无残余肿瘤组织。（b）从胸腔取出的肿瘤包块照片。

避免并发症的要点和技巧

- 标准化进行机器人和端口的对接程序，以缩短手术时间，并可在转换为开胸手术时快速脱离对接。
- 准确分离神经根，确保肿瘤完整切除。
- 整个手术过程中使用双极电凝和纱布达到良好的止血效果。
- 分离肿块时应特别小心，防止肋间血管损伤引起继发出血。

关键技术要点

- 机器人辅助胸腔镜手术是治疗椎旁神经鞘瘤的有效方法，围手术期效果良好。
- 达芬奇系统的3D成像和多关节手术臂使外科医生能够避免压迫肋间神经，更好地区分和保护解剖结构，并尽可能安全、精确和微创。
- 与传统胸腔镜手术相比，机器人辅助胸腔镜技术的很多特质可使手术更容易进行，尤其是胸腔极端位置的后纵隔神经源性肿瘤。
- 机器人微创胸腔镜手术术后能够快速恢复和早期出院，并且不影响包含完整包膜肿瘤完全切除的肿瘤学原则。

达芬奇手术系统切除胸椎旁神经鞘瘤的视频演示与技术 https://vimeo.com/529023132。迈阿密大学米勒医学院版权所有。经 Pacchiarotti 等人许可再版。（2017）doi: 10.3171/ 2017.2.FOCUS16551。

参考文献

1. Ruurda JP, Hanlo PW, Hennipman A, Broeders IA. Robot–assisted thoracoscopic resection of a benign mediastinal neurogenic tumor: technical note. Neurosurgery. 2003;52（2）:462– 4; discussion 4.
2. Li H, Li J, Huang J, Yang Y, Luo Q. Robotic–assisted mediastinal surgery: the first Chinese series of 167 consecutive cases. J Thorac Dis. 2018;10（5）:2876–80.
3. Perez–Cruet MJ, Welsh RJ, Hussain NS, Begun EM, Lin J, Park P. Use of the da Vinci mini– mally invasive robotic system for resection of a complicated paraspinal schwannoma with thoracic extension: case report. Neurosurgery. 2012;71（1 Suppl Operative）:209–14.
4. Pacchiarotti G, Wang MY, Kolcun JPG, Chang KH, Al Maaieh M, Reis VS, et al. Robotic paravertebral schwannoma resection at extreme locations of the thoracic cavity. Neurosurg Focus. 2017;42（5）:E17.

5. Cerfolio RJ, Bryant AS, Minnich DJ. Operative techniques in robotic thoracic surgery for inferior or posterior mediastinal pathology. J Thorac Cardiovasc Surg. 2012;143（5）:1138-43.

6. Nguyen DM, Sarkaria IS, Song C, Reddy RM, Villamizar N, Herrera LJ, et al. Clinical and economic comparative effectiveness of robotic-assisted, video-assisted thoracoscopic, and open lobectomy. J Thorac Dis. 2020;12（3）:296-306.

7. Chen K, Zhang X, Jin R, Xiang J, Han D, Zhang Y, et al. Robot-assisted thoracoscopic surgery for mediastinal masses: a single-institution experience. J Thorac Dis. 2020;12（2）:105-13.

病例16：机器人辅助下微创手术治疗退变性脊柱侧凸

Gregory T. Poulter, MD

成人脊柱畸形矫形手术是一项复杂的工程，患者的症状通常表现为矢状面和冠状面畸形、神经压迫和脊柱强直等。外科治疗要达到充分神经减压、牢固关节融合和恢复良好脊柱序列的目的。微创技术解决这些棘手问题的难点包括使螺钉排列有序、经皮植入连接棒和利用连接棒良好的曲度来矫正脊柱畸形。本案例介绍了一种机器人辅助建模的方法，这种方法是通过优化内植物置入和弯棒实现了脊柱矫形。手术精准地恢复了患者脊柱序列，总失血量为350ml，术后第2天出院回家。

病例介绍

患者，男性，62岁。下腰痛进行性加重，疼痛放射至右下肢L5支配区域，VAS评分为9/10，并且症状在行走时加重。患者4年前因椎间孔狭窄行L5～S1融合术，术后效果满意。

患者有睾丸癌病史，其他方面都很健康，作为一名健美运动员，他经常参加高水平的体育活动。

体格检查显示：患者下肢肌力正常，无缺陷或长束体征，髋部运动全程无疼痛。

正侧位X线片（图16.1）显示：L1～L5脊柱向右侧凸，Cobb角为31°；此外，L4前滑脱15mm，盆腔入射角为53°，腰椎前凸为32°，骨盆倾斜角度为22°，C7矢状面垂直轴（SVA）29mm。

腰椎MRI（图16.2）显示：L4/5右侧侧隐窝严重狭窄，压迫L5神经根。

理疗、运动疗法、非甾体抗炎药物和硬膜外注射等所有保守措施均无效。经L5～S1椎间孔硬膜外注射类固醇后，患者疼痛可缓解2天。

由于合并脊柱侧凸、腰椎滑脱和椎管狭窄，我们给该患者提供了T10～L5固定融合到骨盆，L4～L5椎管减压的手术方案。经评估，患者适合脊柱侧凸微创手术，所以他接受了L2～L5的OLIF、T10～L2后路融合术、移除先前的内固定并重新固定T10～S2、进行L4右侧半椎板切除。患者的手术经过并不复杂，失血大约

350ml，术后 2 天出院。

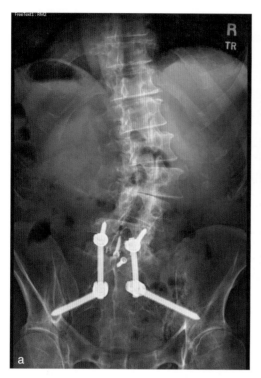

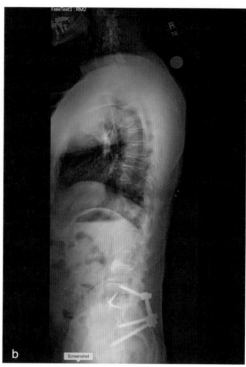

图 16.1 （a 和 b）腰椎正侧位 X 线片

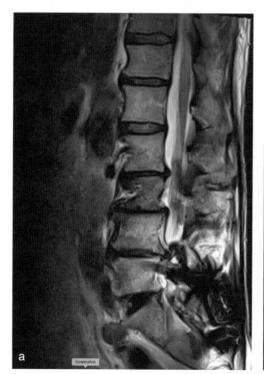

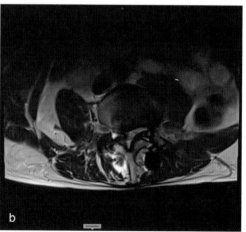

图 16.2 （a）T2 加权磁共振右侧隐窝矢状位；（b）T2 加权磁共振 L4 ～ L5 轴位。

术后脊柱力线参数表明，骨盆倾斜角、骶骨倾斜角和腰椎前凸角都得到了很好的恢复（图 16.3）。

	PRE-OP	PLAN	POST-OP, 1 WK.	POST-OP, 2 WK.	POST-OP, 6 MON.
Pelvic Tilt, PT (°)	22	18	16	18	20
Pelvic Incidence, PI (°)	53	53	53	53	52
Sacral Slope, SS (°)	31	35	37	35	32
Lumbar Lordosis, LL (°)	-32	-52	-56	-55	-53
L1-L4 (°)	9	-11	-10	-8	-7
L1-L4 Lordotic Distribution (%)	0	21	19	15	14
L4-S1 (°)	-41	-41	-45	-46	-46
L4-S1 Lordotic Distribution (%)	>100	79	81	85	86
PI-LL (°)	21	1	-3	-2	-2
T1 Pelvic Angle, TPA (°)	20	14	11	12	12
Sagittal Vertical Axis, SVA (mm)	29	6	2	-2	-20
T4-T12 Thoracic Kyphosis, TK (°)	26	40	48	49	49
TL (°)	-13	-2	-1	-2	2

图 16.3 手术前后脊柱力线参数

关键技术难点

- 制定针对患者机器人手术计划，以便于经皮置入螺钉，这不仅有利于连接棒通过，也有助于解决椎体旋转、冠状位力线等问题。
- 制作可以经皮插入、同时能够帮助矢状面矫形的连接棒。
- 术前适当地建立符合患者病情的畸形矫正模型。
- 确保前路技术有助于实现脊柱畸形矫正的目标。
- 采用前路技术在非融合节段进行皮质骨去除和植骨。

手术理念

成人畸形矫正手术是一项复杂的工程，患者通常存在矢状面和冠状面畸形、神经受压以及脊柱僵硬。开放手术的并发症发生率很高，如果操作不当，可能会导致医源性畸形。脊柱畸形矫正手术在可重复性、安全性和临床结果方面还有很大的提升空间。现已证实，包括前外侧椎体间重建在内的微创技术在完成关节融合和脊柱矫形的同时可以减少并发症发生率[1-11]。然而一直以来，将微创技术应用于这些手术是一个挑战。在多个节段及骨盆进行畸形矫正和经皮置入内固定工作量比较大。目前为止，只有极少数的工具能够对脊柱进行精确建模来应对这些问题。自从有了机器人技术，我们现在有能力在软件中建立脊柱模型，规划手术和植入物位置，以解决采用 MIS 技术进行长节段畸形矫形遇到的难题。目前，这种规划技术需要大量的时间，在手术前需要长达 1 小时的规划，但这些努力会对手术流程和病人的临床疗效有很大的好处。根据我们的经验，患者失血量在 250 ～ 400ml 之间，通常在术后 2 ～ 4 天出院，术后只需要少量的镇痛药物。同时，与没有使用 Mazor 机器人的手术相比，我们更精准地完成了脊柱矫形。

在采用机器人辅助技术治疗畸形的过程中，术前规划具有许多优势。最初，规划软件用来辅助螺钉排列，以使螺钉对齐，方便放置直棒。Mazor X 软件的校准功能发布以后，可以冠状面和椎体旋转建模。然后医生可以利用植入的螺钉矫正冠状面畸形和椎体旋转。这一步骤，矢状面形态的控制依赖于医生精确的手工预弯连接棒的能力。Mazor 机器人添加了导航功能之后，医生就能够控制螺钉深度。这使得 S2AI 螺钉更容易准确置入，也使得螺钉更容易置入 L4 和 L5 的后方结构。因而平滑的连接棒轮廓更有利于连接棒经皮置入。很明显，螺钉深度和杆的曲度控制着脊柱矢状面的平衡，而加上预弯的刚性杆，可以使得矢状面力线调控更具精确性、可预测性和可重复性。

该病例术前规划的第一步是进行足够层面的 CT 扫描，包括所有要融合的节段以及骨盆到坐骨大切迹，以便规划 S2AI 螺钉的固定。然后将 CT 数据加载到 Mazor 规划软件中，并在软件中规划每个节段椎弓根螺钉的置入方式，确保螺钉在椎弓根内并且保证内壁完整。每颗螺钉的直径和长度都经过测量和优化。规划 S2AI 螺钉的轨迹，使其可以通过 S1 ～ S2 背侧的正中切口置入（图 16.4）。

下一步是使用对齐功能来调整脊柱的冠状位、矢状位平衡和椎体旋转。规划的目标是模拟矢状面和冠状面上"理想"的脊柱序列。本书出版之时，Mazor XSE 的软件已具备完善的脊柱序列对齐功能，可通过逐步调整畸形的冠状面和旋转的部分来模拟正确的脊柱序列。矢状面调整是应用矢状面 Cobb 矫正功能进行调整而获得的（图 16.5）。两者结合可利用每个椎体创建一个理想的平衡脊柱的三维模型。根据实际条件进行术前的脊柱矫形模拟是至关重要的。对于僵硬的脊柱中，如果先前有融合术史或骨质增生，应当进行适当的松解，否则很难得到良好的矫正。长节段矢状位失衡需要多种技术进行矫正。对于柔软的脊柱畸形，机器人系统可以规划并实现完美的矫形。根据我们的经验，许多患者的脊柱僵硬程度决定了椎体的旋转畸形不可能完全矫正，因此对于矫正程度的模拟评估就非常重要了。如果制定了过于激进的矫形计划，螺钉在复位操作过程中会失去把持力。理想的模型反映了脊柱通过各个节段矫正达到了整体平衡，而且是通过关节融合的手术方法是可以实现的。由于软件在规划时以平坦的骨盆为前提，所以应当注意骨盆的倾斜度。

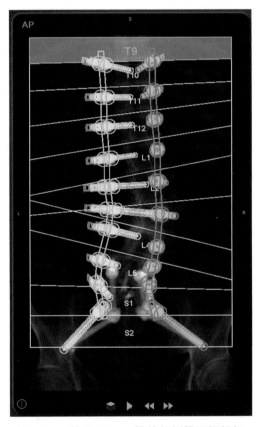

图 16.4　使用 Mazor 软件规划椎弓根螺钉

　　这位患者的矫正目标是使 L2 ～ L3 和 L3 ～ 4 的前凸角度增加 6°。我们选择了腰大肌前入路重建，以单一体位即可显露 L2 ～ S1，提供可预测的融合结果，辅助冠状面矫正，并直视下安全松解前纵韧带（ALL），根据需要可以通过松解来获得前凸。

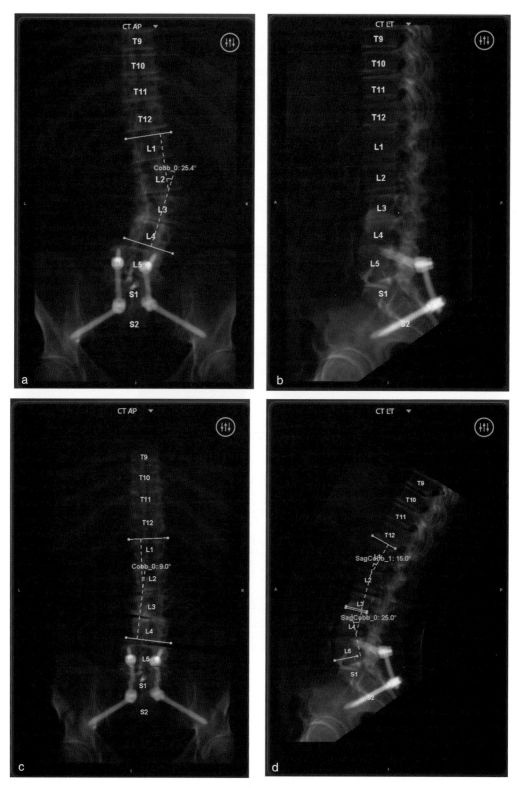

图 16.5 （a）Mazor X Align 软件显示未校正的冠状位序列。（b）Mazor X Align 软件显示未校正的矢状位序列。（c）Mazor X Align 软件显示校正后的冠状位序列。（d）Mazor X Align 软件显示校正后的矢状位序列。

实现了所需的脊柱建模，下一步就是规划内固定装置以获得期待的脊柱序列。在这项技术中，矢状面弯曲、冠状面无曲度的两根直棒成为序列校正的基础。此步骤由Mazor 的 Align 软件中的"Planar Rod"功能来实现。规划椎弓根螺钉与直棒的接口，这些接口的作用是将脊柱的每个节段放置到直棒适当的位置（图 16.6）。为了适应一条直线，将螺钉适当调整，头侧T10的螺钉方向从外向内，尾侧S1螺钉方向则是垂直的，而S2AI的进针点则倾向侧方。一旦钉尾在一条直线上，就可以只预弯连接棒的矢状位外形来调整椎弓根螺钉的深度。

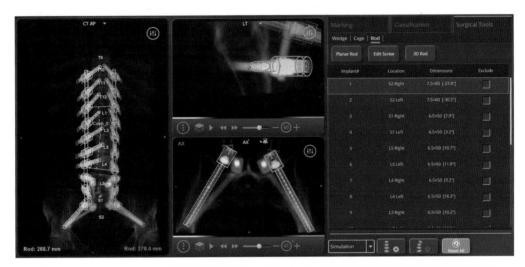

图 16.6　Mazor X Align 软件平面连接棒功能显示椎弓根螺钉钉尾与连接棒呈直线对齐

从概念上讲，理解冠状面连接棒呈直线与螺钉尾的交界控制调整冠状面的矫形很重要。连接棒的矢状曲度与预定深度的椎弓根螺钉一起控制矢状面序列的矫正。如果椎弓根螺钉与脊柱的后部平齐，预弯有前凸的连接棒经皮置入就会有困难。通过突出调整 L3 ～ L5 椎弓根螺钉的位置，连接棒的外形可以更加平缓，这样连接棒经皮置入更容易（图 16.7）。如果在不调整螺钉深度的情况下单纯预弯直棒，将会使期望的前凸丢失。规划时将棒向前弯曲 2 ～ 2.5cm 适合腰椎的前凸曲线，这样的形状易于在筋膜下通过。一旦确定了棒的轮廓，我们就调整螺钉轨迹以避免钉尾相撞。在腰椎螺钉汇聚的地方，我们改变了头侧或尾侧螺钉轨迹，这样椎弓根钉尾就不会相互碰撞（图16.8）。这些都是在脊柱力线没有矫正时进行的。当所有的位置调整完成后，我们需要检查每个螺钉，确保它们在椎弓根中保持良好的位置，并对长度和直径进行最后调整，来提供与椎骨的最佳接触。

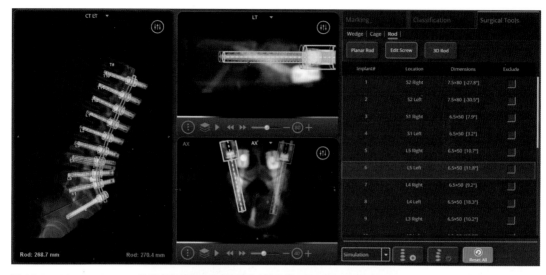

图 16.7　Mazor X Align 软件显示螺钉钉尾高度被调整以塑造出适应矫正脊柱序列所需的连接棒轮廓。

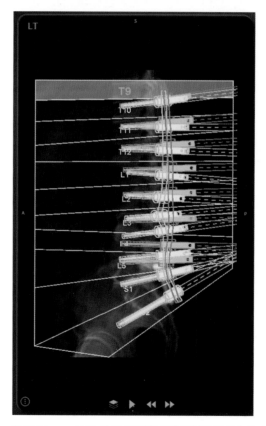

图 16.8　显示 Mazor X 软件显示调整后钉尾投影不会发生碰撞。

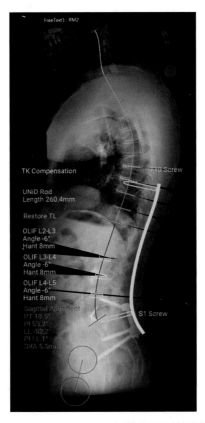

图 16.9　Medicrea 显示预制棒和预测的脊柱序列

　　现在，能否精确实现理想的脊柱矢状位序列，重点在于是否可以准确复制出规划的连接棒。为了提高序列矫正的可重复性，我们使用了 Medicrea 公司按规划制造的 6.0 钴铬合金棒。目前还未证明，由钛制成的小直径的合金棒有足够强度控制脊柱序列。应该注意的是，在开放手术的情况下，模拟规划技术能够同样有效地控制脊柱序列。

手术步骤

- 采用腰大肌前方入路技术显露 L2 ～ S1 进行腰椎重建。本病例 L5 ～ S1 之前接受过治疗，松解前纵韧带是必要的，可以通过提高脊柱的柔韧性，从而达到矫正畸形的目的。
- 患者取俯卧位。
- 在 S2 尾侧使用双侧 Schanz 针将 Mazor 机器人与脊柱相连。
- 从尾端向头端进行注册并螺钉置入。
- 通过正中切口打入 S2AI 螺钉。
- 如果要通过脊柱切口进行 L2 及以上的后路融合，在制备钉道之后、置入螺钉之前进行去皮质骨并植骨。

- 由头端至尾端穿过钉尾置入连接棒。纠正脊柱旋转并锁紧固定螺钉，以防止在复位过程中发生旋转。

- 向畸形较大的方向依次锁紧螺钉。

- 在最后锁紧螺钉并断尾之前进行影像验证。

插管后，插入 Foley 导尿管并放置获得 EMG、SSEP 和 MEPS 所需要的监测导联。将患者取右侧卧位，垫肩垫并用胶布固定。我们从尾端开始向头端依次操作。在前路重建的每一个节段，我们都对手术台进行了调整以确保与地板垂直，并保证椎间盘的良好术野。我们还测量了患者每个节段的前凸角度，使每个节段都达到矫形目的（图 16.10）。如果没有实现这些目标，我们会在椎间融合器上加一个附加板，并在直视下充分松解前纵韧带。

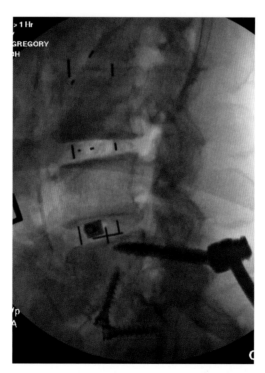

图 16.10　L2 ～ L5 前路椎间重建完成后的术中侧位透视图像。

关闭前路切口后，将患者转变为俯卧位。将 Shantz 针放置在双侧髂后上棘，并与双侧 Shantz 臂相连（图 16.11），Mazor XSE 的面板位于 Shantz 导针下方 19cm 处。为了避免钉尾碰撞，我们从尾侧的 S2AI 螺钉开始向头侧进行操作。注册 S2 后，我们在皮肤上标记出 S2AI 螺钉的置钉点，并重新打开之前的正中切口。拆除之前的内固定，并重新为 L5、S1 和 S2AI 规划新的钉道。从头侧再次注册，置入 L2 螺钉。我们使用 Medtronic Voyager 椎弓根螺钉行胸椎、腰椎和髂骨内固定。

为实现 T10 ～ L2 后路融合，放置椎弓根螺钉之前，我们对脊柱进行去皮质骨并植骨。我们首先注册这些节段，然后切开皮肤，在每个椎弓根上先钻孔。通过刺穿切口的通道，用磨钻进行皮质骨去除。然后，我们将同种异体骨放入可吸收袋（Magnafuse）中，通过手术切口置入（图 16.12 和 16.13），一旦植骨到位，我们就攻丝并置入椎弓根螺钉。使用肌电图监测腰椎椎弓根钉的置入过程。

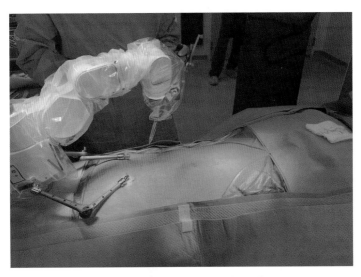

图 16.11　图中显示双侧 Shantz 钉。

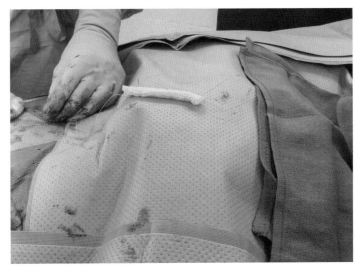

图 16.12　图示移植骨包裹在 Magnafuse 袋中备用。

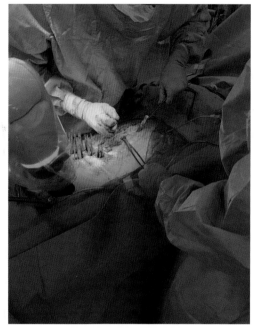

图 16.13　图像展示经椎弓根螺钉切口植骨

在 T10 和 T11 之间连结整个皮肤和筋膜切口，形成一个置棒的开口。用持棒器将连接棒从 T10 置钉点下方送入手术切口并通过每一个钉尾。持棒器可以保证持棒在矢状位通过患者的脊柱和骨盆，头侧的螺钉用手锁紧以防止棒旋转。然后，将尾帽安装到每个钉尾中。从棒的末端向畸形方向操作，完成复位时，每一个螺钉承担的应力都不会太大。在螺钉锁紧之前，透视检查整体序列。于 L4～L5 间隙取右侧旁正中切口。使用 18mm 的管状牵开器撑开切口并进行 L4 右侧半椎板切除。

手术结束后，将病人转运到普通病房。术后站立 X 线片显示与术前规划高度一致（图 16.14）。患者术后病情平稳，第 2 天开具曲马多镇痛出院。

关键技术要点

- 机器人辅助手术解决了很多经皮放置长节段内固定的技术难题。
- 作为畸形矫正的一部分，椎弓根螺钉的准确放置可以使脊柱畸形矫正更精确且具可重复性。

避免并发症的要点和技巧

- 周密的计划是畸形矫正微创手术成功的关键。

- 在脊柱后方突出规划 L3 ~ L5 螺钉，使连接棒的轮廓，向前偏移不超过 2.5cm
以便于经皮下置入。

- 确保脊柱充分松解，以实现理想的矫形。

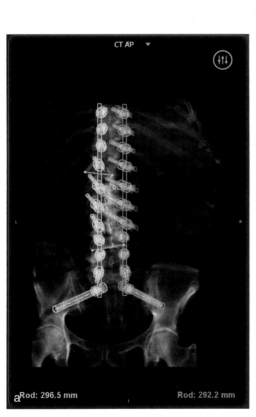

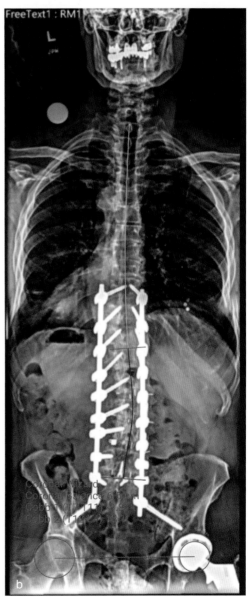

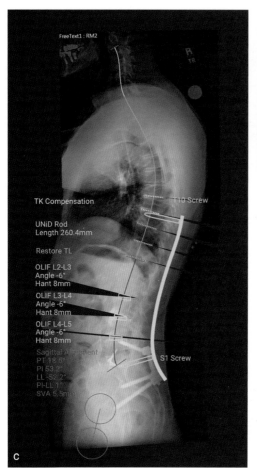 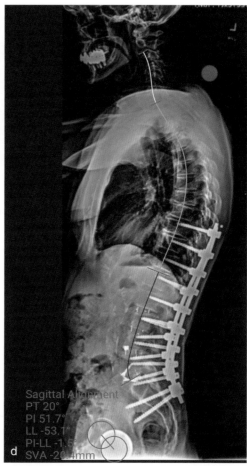

图 16.14 （a）Mazor X Align 软件显示校正后的冠状序列。（b）术后 6 个月站立位 X 线片。（c）可以预测脊柱矫正后序列的 Medicrea 定制棒。（d）术后 6 个月站立位 X 线片。

参考文献

1. Park P, Than KD, Mummaneni PV, Nunley PD, Eastlack RK, Uribe JS, Wang MY, Le V, Fessler RG, Okonkwo DO, Kanter AS, Anand N, Chou D, Fu KG, Haddad AF, Shaffrey CI, Mundis GM; International Spine Study Group. Factors affecting approach selection for minimally invasive versus open surgery in the treatment of adult spinal deformity: analysis of a prospective, nonrandomized multicenter study. J Neurosurg Spine. 2020 Jun;19:1–6. doi: 10.3171/2020.4.SPINE20169. Epub ahead of print. PMID: 32559745.

2. Xi Z, Chou D, Mummaneni PV, Ruan H, Eichler C, Chang CC, Burch S. Anterior lumbar compared to oblique lumbar interbody approaches for multilevel fusions to the sacrum in adults with spinal deformity and degeneration. J Neurosurg Spine. 2020 Jun;12:1–10. doi: 10.3171/2020.4.SPINE20198. Epub ahead of print. PMID: 32534496.

3. Godzik J, Pereira BA, Hemphill C, Walker CT, Wewel JT, Turner JD, Uribe JS. Minimally invasive anterior longitudinal ligament release for anterior column realignment. Global Spine J. 2020 Apr;10(2 Suppl）:101S–10S. doi: 10.1177/2192568219880178. Epub 2020 May 28. PMID: 32528793; PMCID:

PMC7263342.

4. Wang MY, Park P, Tran S, Anand N, Nunley P, Kanter A, Fessler R, Uribe J, Eastlack R, Shaffrey CI, Bess S, Mundis GM Jr, Brusko GD, Mummaneni PV; MIS–ISSG Group. Intermediate–term clinical and radiographic outcomes with less invasive adult spinal deformity surgery: patients with a minimum follow–up of 4 years. Acta Neurochir（Wien）. 2020 Jun;162（6）:1393–400. doi: 10.1007/s00701–020–04320–x. Epub 2020 Apr 14. PMID:32291591.

5. Ohba T, Ebata S, Ikegami S, Oba H, Haro H. Indications and limitations of minimally invasive lateral lumbar interbody fusion without osteotomy for adult spinal deformity. Eur Spine J. 2020 Jun;29（6）:1362–70. doi: 10.1007/s00586–020–06352–4. Epub 2020 Mar 17. PMID: 32185540.

6. Lak AM, Lamba N, Pompilus F, Yunusa I, King A, Sultan I, Amamoo J, Al–Otaibi NM, Alasmari M, Zaghloul I, Aglio L, Cerecedo–Lopez CD, Tafel I, Smith TR, Mekary RA, Zaidi H. Minimally invasive versus open surgery for the correction of adult degenerative scoliosis: a systematic review. Neurosurg Rev. 2020 Mar 12. doi: 10.1007/s10143–020–01280–9. Epub ahead of print. PMID: 32166508.

7. Wang MY, Uribe J, Mummaneni PV, Tran S, Brusko GD, Park P, Nunley P, Kanter A, Okonkwo D, Anand N, Chou D, Shaffrey CI, Fu KM, Mundis GM Jr, Eastlack R; Minimally Invasive Surgery–International Spine Study Group. Minimally invasive spinal deformity surgery: analysis of patients who fail to reach minimal clinically important difference. World Neurosurg. 2020; May;137:e499–505. doi: 10.1016/j.wneu.2020.02.025. Epub 2020 Feb 12. PMID: 32059971.

8. Park SW, Ko MJ, Kim YB, Le Huec JC. Correction of marked sagittal deformity with cir–cumferential minimally invasive surgery using oblique lateral interbody fusion in adult spinal deformity. J Orthop Surg Res. 2020 Jan 15;15（1）:13. doi: 10.1186/s13018–020–1545–7. PMID: 31941529; PMCID: PMC6964077.

9. Tannoury T, Kempegowda H, Haddadi K, Tannoury C. Complications associated with minimally invasive anterior to the psoas（ATP）fusion of the lumbosacral spine. Spine（Phila Pa 1976）. 2019 Oct 1;44（19）:E1122–29. doi: 10.1097/BRS.0000000000003071. Erratum in: Spine（Phila Pa 1976）. 2020 Mar 15;45（6）:E352. PMID: 31261275.

10. Chou D, Mundis G, Wang M, Fu KM, Shaffrey C, Okonkwo D, Kanter A, Eastlack R, Nguyen S, Deviren V, Uribe J, Fessler R, Nunley P, Anand N, Park P, Mummaneni P; International Spine Study Group. Minimally invasive surgery for mild–to–moderate adult spinal deformities: impact on intensive care unit and hospital stay. World Neurosurg. 2019 Jul;127:e649–55. doi: 10.1016/j.wneu.2019.03.237. Epub 2019 Apr 1. PMID: 30947010.

11. Eastlack RK, Srinivas R, Mundis GM, Nguyen S, Mummaneni PV, Okonkwo DO, Kanter AS, Anand N, Park P, Nunley P, Uribe JS, Akbarnia BA, Chou D, Deviren V; International Spine Study Group. Early and late reoperation rates with various MIS techniques for adult spinal deformity correction. Global Spine J. 2019 Feb;9（1）:41–47. doi: 10.1177/2192568218761032. Epub 2018 May 10. PMID: 30775207; PMCID: PMC6362559.

病例 17：机器人辅助下行 C1~ C2 椎弓根螺钉固定*

Lipeng Yu, MD

病例介绍

患者，女性，31 岁，因交通事故致四肢不完全性瘫痪 2 天入院。于当地医院行 CT 扫描显示：脊柱 C2 骨折，颅脑 CT 扫描无异常。行双侧膝关节伤口清创术后转入我院。入院时，患者头、肩及下肢疼痛且无法活动。

患者既往体健，否认高血压、糖尿病等慢性病病史，否认肝炎、肺结核等传染病史，无重大外伤、手术史。无输血史及食物和药物过敏史。

入院体格检查提示：患者的额部和膝关节有皮肤挫伤，双膝关节伤口已清创缝合。颈部颈托固定，颈部以下的躯体感觉和运动功能明显减退（图 17.1 和表 17.1）。病理征阴性。颈部 CT 示：颈椎齿状突骨折及枢椎椎体骨折（图 17.2）；复查 CT 提示枕骨皮下血肿；胸腹部 CT 未见明显异常。

关键技术难点

- 主要手术目标是实现齿状突骨折脱位复位和寰枢椎半脱位复位。
- 寰枢椎极不稳定，需要内固定。
- 规划螺钉轨迹。
- C1 椎体旋转不稳定，螺钉置入可能导致椎体进一步移位。
- 徒手椎弓根螺钉置入难以控制钉道方向，手术极其危险，很难确保安全。
- 控制手术创伤。

手术理念

传统的寰枢椎后路椎弓根螺钉固定需要广泛暴露术区以辨别解剖标志，并反复使

---

* 本章相关的视频内容可通过以下链接查看：https://www.routledge.com/Advanced-Robotic-Spine-Surgery-A-case-based-approach/Wang-Steele-III-Urakov/p/book/9780367533830, under "Supporting Materials"

用 C 型臂透视确认螺钉位置，可能需要反复调整。这个过程中如果发生失误，可能会损伤脊髓或椎动脉，造成无法挽回的后果。此外，还要保证手术过程的稳定性，控制手术强度，避免加重椎体损伤。

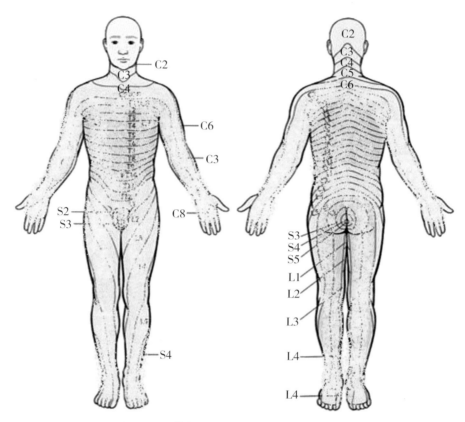

图 17.1 黄色区域是病人的感觉减退区域

表 17.1 患者四肢肌力 MRC 量表

肌肉	肌力		肌肉	肌力	
	L	R		L	R
肱二头肌	2	2	腕伸肌	1	1
肱三头肌	1	1	指深屈肌	0	0
拇外展肌	0	0	股四头肌	2	2
髂腰肌	2	2	踇长屈肌	1	2
胫骨前肌	2	2			
腓肠肌	1	1			

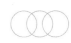
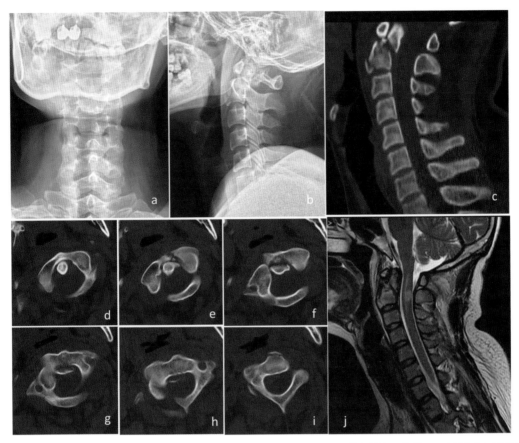

图 17.2　颈椎 X 线显示齿状突骨折（a，b），以及枢椎前缘和下缘骨折。术前 CT 显示 C2 椎体骨折和 II 型齿状突骨折（c），伴有寰椎枢椎旋转性半脱位（d-i）。颈椎 MRI T2 加权像显示 C1 ～ C2 节段脊髓高信号，提示脊髓损伤（j）

　　天玑机器人®（由北京积水潭医院和北京天智航科技有限公司联合开发）已用于上颈椎手术[1,2]。机器人辅助导航可以提高螺钉放置的准确性、稳定性和安全性，使手术变得更容易，尽可能解决困难，椎弓根螺钉准确置入后，用钛棒连接固定，可满足再复位、坚强固定的要求。

手术步骤

- 俯卧在 Jackson 手术台上，用 Mayfield 颅骨夹固定保持头部稳定。

- 消毒铺巾，暴露 C1 ～ C3 棘突、后方颅骨枕部及椎弓、椎板。

- 把机器人固定在 Jackson 手术台的头侧。

- 在 T1 ～ T2 棘突上安装跟踪器；调整光学摄像头，确保能捕捉到病人跟踪器和机械臂跟踪器。

- 登记并获取术中上颈椎 CT 扫描图像。

- 获取椎弓根螺钉轨迹平面图。

- 在机械臂的引导下钻入克氏针。

- X 线透视检查克氏针位置。

- 以克氏针作为空心钻导向钻孔。

- 拔出克氏针，攻丝扩大钉道并拧入椎弓根螺钉。

- 放置连接杆，拧紧螺母，完成复位和固定。

- 用 X 线透视确认位置。

- 椎板间植骨，关闭切口。

图 17.3 所示手术室设备的位置摆放。病人插管并俯卧在 Jackson 手术台上。连接天玑®机器人工作站、机械臂和摄像头，然后注册患者信息。将患者的示踪器牢牢固定在胸椎棘突上，汇总术中颈椎 CT 数据（图 17.4）。虽然这会占用更多的手术时间，且无法在手术前进行轨迹规划，但有利于提高导航精度。CT 扫描过程中，麻醉师尽可能地调低潮气量，这也有助于提高准确性（图 17.5 和 17.6）。

当没有空心螺钉可用时，插入导丝后，需用 3.2 mm 空心钻头扩孔，取下导丝，攻丝后置入 3.5 mm 椎弓根螺钉。双侧放置钛棒，并锁定螺帽。在此步骤中，拉起复位移位的椎体（图 17.7）。确定螺钉位置及脱位复位后（图 17.8），行椎板间自体骨移植，关闭切口。

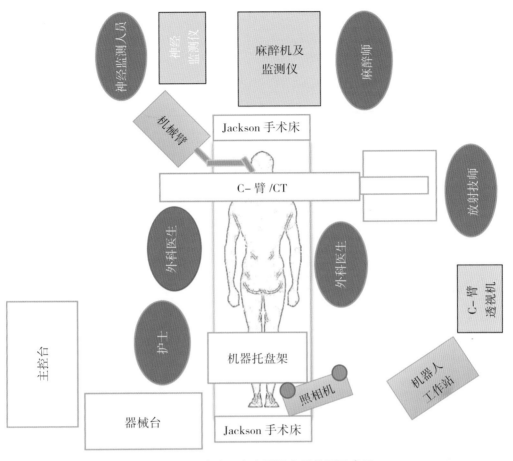

图 17.3 手术室设备布置及人员位置示意图

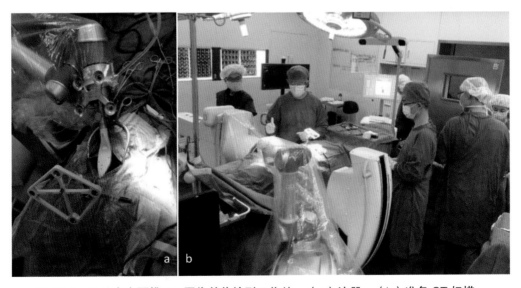

图 17.4 汇总术中颈椎 CT 图像并传输到工作站。（a）注册。（b）准备 CT 扫描。

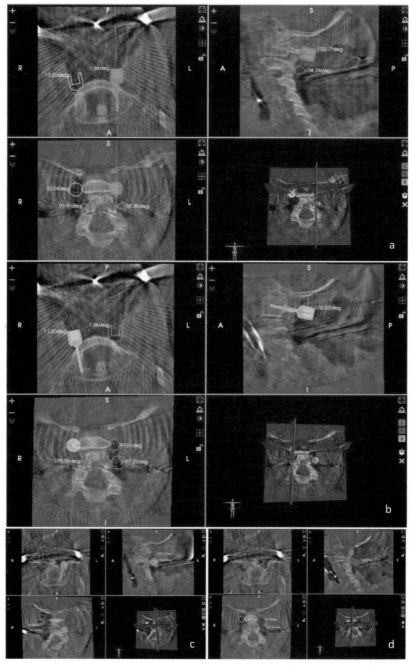

图 17.5　在机器人工作站上规划 C1（a 和 b）和 C2（c 和 d）双侧椎弓根螺钉轨迹。

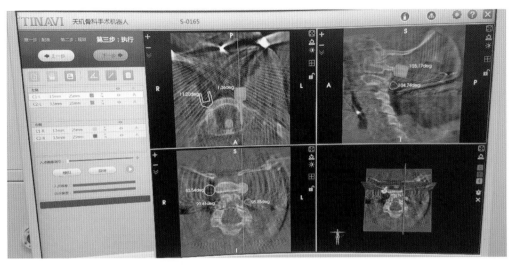

图 17.6　显示工作站界面。左侧控制面板上，可以更改螺钉的直径和长度并调整轨迹。规划完成后，首先模拟机械臂的运动轨迹，然后运行机械臂。

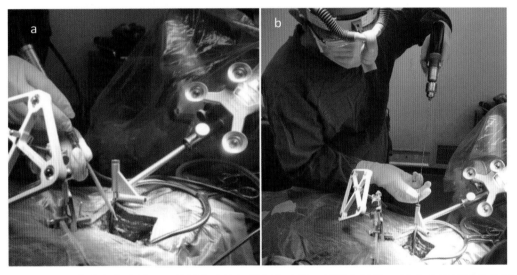

图 17.7　（a）首先在指定的入口处用高速钻打磨部分皮质，以避免打滑。（b）在机械臂的引导下钻入克氏针。用两根短克氏针将患者示踪器固定在 T1 和 T2 棘突上。

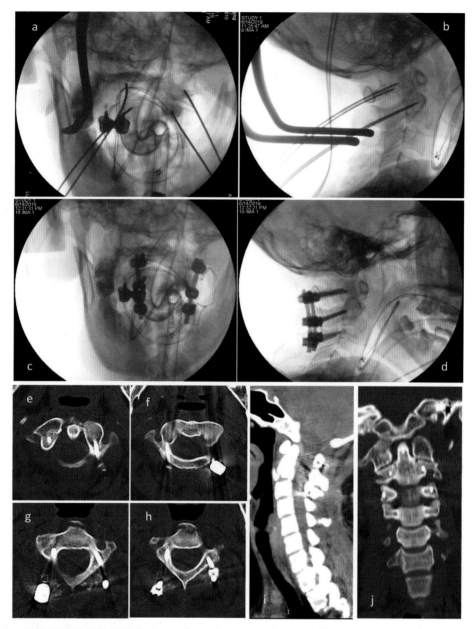

图 17.8　透视显示导丝位置满意（a，b）。用 3.2 mm 空心钻头钻孔，拔出导丝，攻丝并扩孔，准确置入 C1 和 C2 双侧椎弓根螺钉（c, d）。由于椎弓根位点外展角度超出切口范围，故采用徒手固定双侧 C3 侧块螺钉。最后安放连接棒，复位脱位，锁紧螺帽，术后 CT 显示 C1、C2 椎弓根螺钉基本与计划一致（e–h），脱位完全复位（i, j）。

避免并发症的要点与技巧

- 手术过程中在螺钉置入完成前避免碰触患者的示踪器，否则可能需要重新扫描 CT 和重新规划。
- 为减少椎体移位，建议使用 Mayfield 头架固定头部。
- 同样，在设计克氏针轨迹时，尽量避免软组织和牵开器的阻挡。
- 用高速钻头去除钻入点处的骨皮质，避免导丝在骨表面滑移。
- 所有操作都应该尽量轻柔，避免对骨和软组织过度压力，导致椎体移位。
- 上颈椎是高危区，应该由有经验的脊柱外科医生进行手术。如发现异常，应终止机器人操作，徒手完成操作。

关键技术要点

- 上颈椎内固定在技术上具有挑战性，特别是对于复杂的骨折和脱位，必须确保螺钉放置的准确性和安全性，以避免不可挽回的后果。
- 天玑机器人®具有精确性、稳定性好的特点，在上颈椎手术中具有独特的应用价值。
- 机器人技术可以规划螺钉轨迹，帮助脊柱外科医生完成复杂和高风险的椎体螺钉置入和骨折复位。
- 术者仍需要具有丰富的经验，并细致操作，以保证颈椎区域手术的绝对安全。

参考文献

1. Tian W. Robot–assisted posterior c1–2 transarticular screw fixation for atlantoaxial insta-bility: a case report. Spine （Phila Pa 1976）. 2016 Oct;41（Suppl 19）:B2–B5. doi: 10.1097/BRS.0000000000001674.
2. Tian W., Liu Y.–J., Liu B., He D., Wu J.–Y., Han X.–G., Zhao J.–W., Fan M.–X. Guideline for posterior atlantoaxial internal fixation assisted by orthopaedic surgical robot. Orthop Surg. 2019 Apr;11（2）:160–6. doi: 10.1111/os.12454.

病例 18: 可穿戴设备加强脊柱机器人手术通讯与流程

Evan J. Trapana, MD and Kristopher Barberio, DC

病例介绍

患者，女性，60 岁，右利手，自行门诊就诊。主诉背部疼痛和双侧下肢疼痛，右侧较左侧严重（图 18.1）。患者自述过去 5 年中右侧腿部疼痛逐渐加重，曾于外院行颈椎前路椎间减压融合内固定术（ACDF），术后恢复良好。就诊前 1 个月接受了 L4～L5 右侧椎管减压术。术前患者接受过保守治疗（如多次硬膜外注射，物理治疗和止痛药）。

患者自述近期疼痛逐渐加重，影响睡眠，站立时疼痛，负重和行走时加重，行走距离仅限一个街区。疼痛主要位于背部、臀部和右腿，疼痛评分为 10 分，强迫左侧卧位，服用安定和西乐葆可以缓解症状。

既往史简单。有左氧氟沙星、甲基泼尼松龙和乳胶过敏史，无吸烟史；曾为缓解疼痛小剂量使用过麻醉药和非甾体抗炎药；无手术禁忌证，无发烧、体重不明原因减轻、盗汗、感染性红斑、血肿形成、心理障碍、吸烟、药物成瘾或肥胖。

神经系统查体未发现上运动神经元阳性体征，无大小便失禁，无鞍区麻木。肌肉骨骼查体中，跛长伸肌、跛长屈肌、腓肠肌比目鱼肌复合体、股四头肌、腘绳肌、髋外展肌、髋内收肌和髂腰肌肌力为 5 级。髌腱反射未见异常，巴宾斯基征阴性，踝阵挛阴性。双侧可触及足背动脉搏动。

检查和建议

影像学检查显示，患者因关节突肥大、黄韧带增生和椎间盘突出导致椎管自上而下狭窄。并发现远外侧椎间盘突出，双侧高度不对称塌陷，右侧为凹侧的脊柱侧凸（图 18.2～图 18.3）。

我们与患者讨论了减压融合手术的风险和益处。她选择接受恢复高度的手术（如右侧 L4/L5 行内镜下机器人辅助经椎间孔腰椎椎间融合术）。我们向患者描述了以下风险：出血、感染、疼痛、死亡、麻醉风险、瘫痪、大小便失禁、性功能障碍、感觉减退、脑脊液漏、假性脊膜膨出、医源性脊柱不稳、后期翻修手术、手术未改善当前症状、手术入路相关并发症（如神经周围瘢痕）、新的轴性背痛、植入物移位、失效、超说明书用药、椎间隙高度丢失矫正不全以及其他未在此处具体列出的并发症。患者的所有问题都得到了满意的答复。定于 2020 年 7 月 21 日行手术治疗。

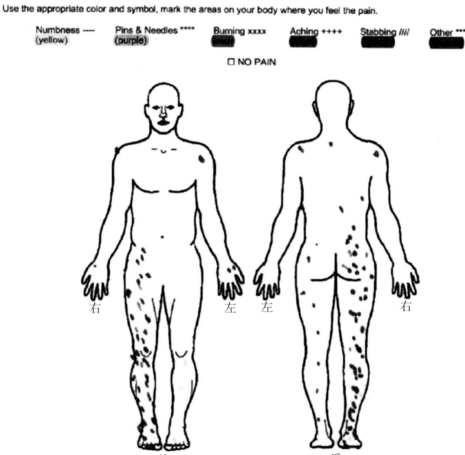

图 18.1　术前访视时患者疼痛图

　　值得注意的是，患者在 2019 新冠病毒（COVID-19）大流行第二波高峰期进入我们医院。在此期间，手术室只允许行急症或亚急症手术。由于床位不足，术后患者不允许在院内康复治疗。为防止医护人员暴露和降低感染风险，手术室人员数量也受到限制。

主要技术难点

- 在全球新冠肺炎大流行期间提供安全有效的医疗服务。

- 实施微创手术，同时确保对患者疾病的最佳疗效。

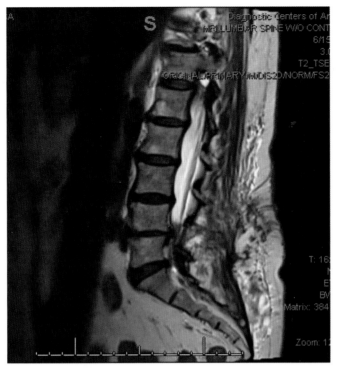

图 18.2　T2 矢状位 MRI（无强化）

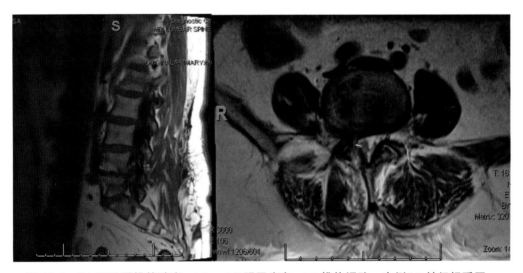

图 18.3　T1 MRI 腰椎管狭窄，L4 ～ L5 明显病变，L5 椎体塌陷，右侧 L5 神经根受压。

- 根据医院新冠肺炎防控政策，患者术后住院时间不能超过 23 小时。
- 在不影响治疗的前提下，避免患者和医护人员潜在的新冠病毒暴露。

手术理念

上述困难可以通过使用先进新技术来克服。传统腰椎手术能达到预期的疗效，但新冠肺炎的流行使这一病例的治疗变得复杂，因为患者必须在术后 23 小时内出院。因此，手术必须是微创的，以减少失血和术后疼痛。此外，该手术过程必须限制参与人员数量。

应用脊柱手术机器人安全有效地经皮置入椎弓根螺钉可以缩短手术时间、减少失血量和术后疼痛。手术人员应用可舒适穿戴的设备，能够使我们在使用脊柱手术机器人的过程中，加强手术沟通并加快手术流程，最终减少手术时间，并提高所有人员关于 COVID-19 暴露的安全性。

脊柱手术中的关键人员包括外科医生、手术技术员、巡回护士、麻醉师、器械代表和 X 射线技术员。为了限制手术室中的人员数量，让其中一名主要手术人员佩戴该智能眼镜设备与设备供应商代表进行远程沟通，在新冠肺炎流行的情况下，使机器人能够在不降低效率、工作流程和安全性的情况下发挥作用。

我们选择使用 Vuzix M400 智能眼镜™的原因如下。其人体工程学设计不会妨碍用户的视野或舒适度。该设备可防水，这在不可预测的手术中具有优势。而且其高分辨率摄像头和强大的存储容量能够非常详细地记录手术过程，并且能够显示大型数字媒体文件，例如 MRI 和 CT 图像。最后，它的降噪语音控制功能允许用户在执行其他基本任务时，在不破坏无菌的情况下控制设备。

使用 Vuzix 智能眼镜系统™，操作人员能够远程工作。在这种特殊情况下，设备供应商代表可以远程沟通，而手术人员则戴着智能眼镜工作。

在机器人脊柱手术中，设备供应商代表的主要作用是协助手术人员在术前设置手术托盘，并以无菌的方式覆盖机器人，在其他手术中，设备供应商代表的主要职责是排除术中可能出现的任何问题。因此，远程沟通是一个理想的选择。

Vuzix M 400 智能眼镜系统 ™ 使用步骤：

- 使用前将设备充满电。
- 使用镜框上的导轨将设备放置在用户的主视眼上方。
- 使用镜框上的导轨将电池安装在非主导侧。
- 将充电线从电池组连接到观察框，将充电线舒适地放在用户脑后（图 18.4）。
- 打开设备，并等待能量从电池传递到查看框。
- 访问二维码应用并扫描远程医疗相关二维码。
- 通过网络和互联网应用程序连接到手术室网络。

- 通过同一无线手术室网络，将电脑和麦克风远程与设备供应商代表连接。

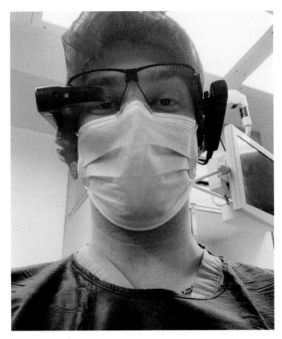

图 18.4　正确装配和使用 Vuzix M 400™ 智能眼镜系统

手术经验

设备供应商代表远程指导手术人员如何安装机器人。然后手术人员洗手并准备手术台。所有指令都通过 Vuzix 智能眼镜系统™远程提供。设备供应商代表通过眼镜上的扬声器提供语音反馈，并突出显示观察者视野中的对象。

患者进入手术室，为了保护患者隐私，暂停智能眼镜的记录功能。患者接受气管插管全身麻醉。置入神经监测导联以监测体感诱发电位（SSEP）和肌电图（EMG）。患者俯卧位，置于 Jackson 架上，手臂被妥善安放和保护。所有的压力点都被保护起来，患者被固定在手术台上。

以标准方式进行消毒铺单。在左侧髂后上棘上做一个小切口，将髂骨钉打入髂骨内，然后附加一个动态参考架。使用带有特殊定位器的透视获得正侧位图像，根据术前高分辨率 CT 扫描将目标脊柱节段注册到脊柱导航单元。注册完成后，通过机器人导航系统进行 L4 和 L5 椎弓根螺钉计划。

ExcelsiusGPS（Globus Medical，Audubon，PA）机器人导航系统被带入手术区域，用于规划大约 2.5cm 的旁正中切口，为螺钉置入做准备。首先在 L5 左侧，根据之前的螺钉规划，将机械臂定位到位。使用导航钻创建椎弓根钉道。随后导航引导下攻丝椎弓根钉道。将一枚合适大小的椎弓根螺钉连接到延长片，然后将螺钉连接到导航螺丝刀。将椎弓根螺钉置入先前建立的通道。L4 左侧重复此过程。再进行 L5 右侧，机器人在椎弓根中放置克氏针。机械臂定位在 L5 处，导航钻孔创建椎弓根通道。攻丝后放置克氏针。L4 重复此过程。放置克氏针，以便可以顺利放置管状牵开器。

利用导航确定 L4～L5 节段。进行逐级扩张，放置管状牵开器；通过透视确认位置。手术野安放显微镜。在显微镜下切除椎板，切除下关节突作为自体移植骨备用。切除其余小关节突上内侧部分，去除黄韧带并小心地松解神经根。确定 L4～L5 椎间盘位置，根据塌陷程度将骨刀置入椎间隙，按顺序撑开椎间隙和椎间盘切除。处理软骨终板备植骨，将 2 块骨形态发生蛋白海绵置于椎间隙，然后植入自体骨和少量同种异体骨。选择适当大小的椎间融合器压入椎间隙，并在透视下撑开。

将一枚合适尺寸的椎弓根螺钉连接到螺钉延长片上。然后将椎弓根螺钉置于克氏针上进入 L5 右侧椎弓根。在 L4 重复此过程。通过螺钉头插入适当尺寸的连接棒，放置固定螺钉，然后锁紧。通过对侧的螺钉尾插入第二个预先塑形的连接棒，放置螺帽并锁紧。分层间断缝合小切口，用医用胶水封闭皮肤。

避免并发症的要点和技巧

- 洗手前必须进行适当调整和安装智能眼镜，因为重新调整设备很困难并且会降低术中效率。
- 留出 20 分钟的时间进行视力调整，初次使用的用户可能会发现难以聚焦近视野。
- 在使用前为设备充满电，电池可续航 4 小时，重新启动长达 5 分钟。
- 术前必须留出时间将设备同步到手术室网络并与设备供应商代表建立远程连接，这可能需要 10 分钟。
- 术前必须留出时间来调试设备上的语音指令系统，这需要 15 分钟。
- 请注意，智能眼镜的手控比语音控制更易于使用，但在手术洗手后无法使用。

关键技术要点

- 可穿戴技术或智能眼镜能够将人和机器与 AR 软件相结合。

- 在过去 10 年中，可穿戴技术变得更复杂精密；改进的摄像头和声控使它们更高效、更易于操作。

- 随着人工智能、增强现实和物体识别软件的进步，可穿戴技设备已成为一种有价值的工具，可以提高脊柱机器人手术的效率，使沟通变得简单。

- 与笔记本电脑和相机不同，智能眼镜在用户的视线范围内显示信息和指令。

- 在智能眼镜上使用声控装置，可在手术中不破坏无菌状态下进行实际使用。

- 在 COVID-19 流行的情况下，可穿戴技术可以在不牺牲效率和患者治疗的前提下，减少手术室的人流量，降低患者和工作人员的感染风险。

参考文献

1. Miller JA, Kwon DS, Dkeidek A, et al. Safe introduction of a new surgical technique: remote telementoring for posterior retroperitoneoscopic adrenalectomy. ANZ J Surg. 2012;82（11）:813–16.

2. Hung AJ, Chen J, Shah A, Gill IS. Telementoring and telesurgery for minimally invasive procedures. J Urol. 2018;199（2）:355–69.

3. Hashimoto DA, Phitayakorn R, Fernandez–del castillo C, Meireles O. A blinded assessment of video quality in wearable technology for telementoring in open surgery: the Google Glass experience. Surg Endosc. 2016;30（1）:372–8.

4. Chang JY, Tsui LY, Yeung KS, Yip SW, Leung GK. Surgical vision: google glass and surgery.Surg Innov. 2016;23（4）:422–6.

5. Darrow DP, Spano A, Grande A. The potential for undue patient exposure during the use of telementoring technology. Cureus. 2020;12（4）:e7594.

6. Wachs JP, Gomez G. Telementoring systems in the operating room: a new approach in medical training. Medicina（B Aires）. 2013;73（6）:539–42.

7. Latifi R, Peck K, Satava R, Anvari M. Telepresence and telementoring in surgery. Stud Health Technol Inform. 2004;104:200–6.

8. El–sabawi B, Magee W. The evolution of surgical telementoring: current applications and future directions. Ann Transl Med. 2016;4（20）:391.

9. van Doormaal TPC, Van doormaal JAM, Mensink T. Clinical accuracy of holographic navigation using point–based registration on augmented–reality glasses. Oper Neurosurg（Hagerstown）. 2019;17（6）:588–93.

病例 19：经 L5 ～ S1 椎间隙轴位融合和 S2AI 螺钉内固定治疗 GII 型腰椎滑脱

Martin N. Stienen, MD, FEBNS, Allen L. Ho, MD, and Anand Veeravagu, MD

本章讨论了在矢状面平衡的重度滑脱的情况下，通过腰椎前路手术行反式 Bohlman 技术，同时结合机器人导航进行后路经椎间盘 L5 ～ S1 螺钉固定的可能性。机器人导航和微创技术联合应用进行原位固定，可以替代传统的手术方法，为滑脱复位提供了安全有效的替代方案。本章通过病例讨论了这一手术理念的可能性和局限性，概述了机器人导航的优势，并提供了相关插图作为说明。

本文重点介绍机器人引导下经腰椎间盘 L5 ～ S1 螺钉固定反式 Bohlman 手术治疗重度腰椎滑脱。

概述

腰椎滑脱是一种常见疾病，主要是指腰椎相邻的两个椎体发生相对滑移，从而产生机械性下腰痛和 / 或因伴椎间孔狭窄导致的下肢神经根性痛。重度腰椎滑脱（High-grade spondylolisthesis, HGS）是指 Ⅲ 度以上（Meyerding 分级滑脱位移超过 50%，即 SD ≥ 50%）的腰椎滑脱，常发生于 L5/S1 节段[1]。HGS 的手术治疗具有挑战性，大多数术者虽然认同内固定的必要性，但在是否复位、减压和前柱固定方面存在分歧[2]。

1982 年，Bohlman 等人提出了一种新手术技术，该技术通过 L5/S1 椎间盘在 L5 和 S1 椎体之间放置腓骨植入物[3]。该技术采用后入路，包括后方融合以及不复位情况下完成减压。而后经过几十年的腰椎前路手术技术的发展，反式 Bohlman 技术得以实现，即前路显露将腓骨块通过 L5 ～ S1 椎间隙植入 L5 和 S1 椎体之间，实现前侧椎体间融合（ALIF）同时后路螺钉固定（图 19.1）。在 HGS 病例治疗中，为了获得牢固的骨性融合和远期稳定性，经椎间盘和 S2AI 螺钉也是可行的选择[4, 5]。如今，外科手术机器人实时图像导航系统的应用，使得这种内固定更加准确无误[6-9]。

本章讨论了在矢状位平衡的重度腰椎滑脱患者治疗过程中，机器人导航辅助下进行后路 L5/S1 及 S2AI 螺钉固定，同时进行前路反式 Bohlman 技术的可能性。

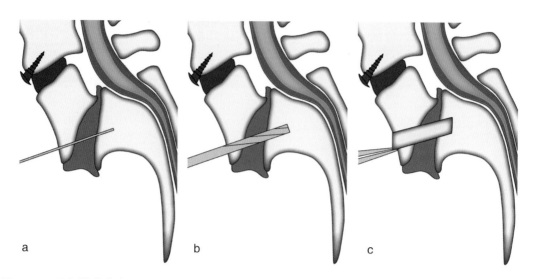

图 19.1　手术的前半部分，包括 L4/5 ALIF，通过 L5 椎体插入导针，穿过 L5 ～ S1 椎间盘进入（a）骶骨的中心；（b）空心钻钻孔；（c）腓骨骨块植入。

病例介绍

患者，老年男性，67 岁，因腰痛伴右下肢放射痛（沿 L5 放射至右侧下肢）2 年来我院就诊。患者平躺时疼痛加重，活动后稍减轻，疼痛部位同时伴有间歇性皮肤麻木和刺痛。患者自述几十年前曾因表现为左下肢坐骨神经痛而需要行多节段腰椎融合手术治疗，具体情况不详，也无相关记录，但他采取了保守治疗，包括口服止痛药物、定期理疗并经椎间孔硬膜外注射类固醇药物，但症状未得到明显改善且长期疗效不佳。

患者的影像学资料显示 L5 ～ S1 节段重度腰椎滑脱（HGS），同时伴有椎间隙塌陷（Pfirrmann 5 级）、真空征以及右侧椎间孔严重狭窄，明显压迫右侧 L5 神经根（图19.2）。经与患者讨论手术与否，该患者同意行前后路联合手术治疗，包括 L4 ～ L5 ALIF，经 L5 ～ S1 椎间隙前路植入腓骨块，同时进行机器人微创后路脊柱融合术（图19.3）。

手术过程顺利，患者术后恢复良好。患者于术后第 1 天可以自由活动，第 4 天出院。患者自述右下肢的放射痛和麻木症状完全缓解，腰痛症状明显改善。术后第 6 周随访时，患者可持续步行 1 英里，同时手术切口愈合良好。术后 2 年随访时，患者表示对治疗效果很满意，影像学资料显示均达到骨性融合、内固定无异常。

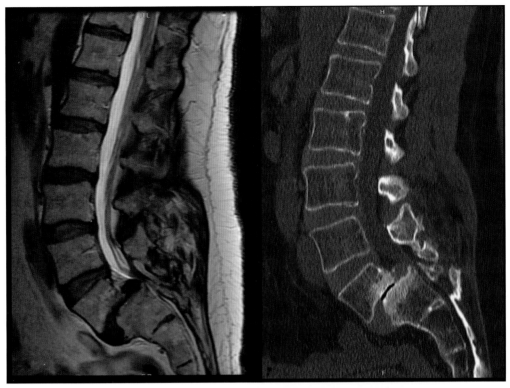

图 19.2 术前矢状位 MRI 和 CT 显示 L5/S1 严重的滑脱和椎间盘退变

讨论

对于有症状的 HGS 病人来说，有多种治疗选择，包括不使用椎间融合器的后路或后侧方融合，以及使用或不使用内固定的前路或后路椎间融合器融合。通常首选椎间融合装置以恢复前柱支撑，但在 HGS 病例中，由于椎体解剖结构的异常，无法从两侧进入椎间隙，所以从技术上来讲采用椎间椎间融合可行性差。椎间融合装置使用的限制以及椎体复位过程中 L5 神经根损伤的高风险，促使原位融合新技术得到了发展[10,11]。最近一项综述比较了目前多种手术方法的利弊，但对 HGS 手术治疗方案没有得出明确的结论[12]。

术前注意事项

术前评估主要围绕矢状面平衡、脊柱稳定性的重建、腹部解剖 / 并发症以及骨性融合条件（如骨质）等。此外，术前需准备充分的影像学资料，以防术中出现无法为机器人导航提供三维图像的情况。手术机器人与术中 CT 或 O 型臂联合应用，避免了术中采用 C 型臂透视进行注册，进一步提高了机器人手术的精度[9]。

矢状位平衡是腰椎滑脱患者预后的重要决定因素之一，骶骨倾斜角（Sacralslope，SS）越大，滑脱进展的可能性越大[2]。因为反式 Bohlman 技术对矢状位平衡的矫正有限，在应用反式 Bohlman 技术进行前后路原位固定之前，需重建患者的矢状位平衡。如果要明显改善矢状位参数，需要更有效的手术方法来加强复位，但是神经损伤的风险也会增加[10, 11]。即使这样，骨盆平衡参数也不一定能完全得到恢复[13]。

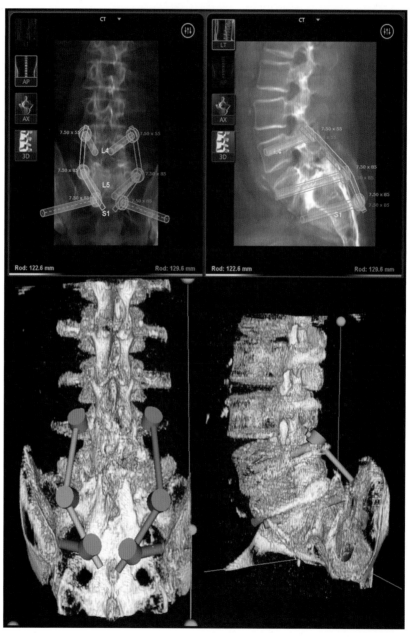

图 19.3　机器人软件准确规划 L4 椎弓根螺钉、经 L5/S1 椎间盘螺钉和 S2Ai 螺钉的钉道以及螺钉、连接棒的长度和曲度。

由于反式 Bohlman 技术没有相关的复位目标，所以 L5 和 S1 椎弓根螺钉保持适当垂直，增加了 L4/5 关节突关节的负荷，导致邻近节段腰椎滑脱的风险增加。此外，腓骨块应牢固固定在适当的位置。基于以上两个原因，建议从颅侧视角来看 L4/5 椎间盘，以更水平方向固定融合。相对较长的经椎间盘式 L5/S1 螺钉允许三柱固定，具有广泛的皮质骨接触和高融合率 [14,15]。这样的固定具有生物力学优势，包括抗剪切力和强度高 [5,16]。此类病例治疗时，骨盆固定可以减轻病变部位腰骶段压力，同时降低远端失败率。在骨盆固定过程中，低切迹经 S2 骶髂（S2AI）螺钉逐渐取代了传统的髂骨螺栓固定，S2AI 螺钉跨越三个皮质表面，具有与传统螺钉相似的生物力学稳定性，在钉尾对齐方面具有明显的优势（无需横向连接器）[17-20]。

同时，因为腹盆腔的手术及并发症（包括主动脉瘤和炎症性肠病等）可能会增加腰椎前路手术的风险，所以应在手术前尽早评估 [17-20]。

手术步骤

反式 Bohlman 技术包含以下手术步骤：

1. 腰椎前路入路（图 19.1）

　a. 经标准腹膜外 ALIF 入路显露 L4 ～ S1 节段并应用牵开器充分牵开显露。值得注意的是，有些 HGS 病例难以从前路完全显露 L5/S 垂直的椎间隙，建议术中行侧位透视来确定正确的手术节段椎间隙，从而进行椎体间植骨融合器置入。

　b. 在完整的 L4/5 椎间盘切除术后，确认 L5 上终板，并在上终板和 L5 椎体的上前方的交界处确定一个入路点。

　c. 根据最初的正位图像用钻头钻孔，然后在连续 C 型臂透视下，将导针安全插入 L5 椎体并通过 L5 ～ S1 间隙进入到骶骨中心。术中确认骶骨后缘是至关重要的，以避免进入椎管内。

　d. 在 C 型臂连续透视下，用一个 10 ～ 12mm 的前交叉韧带铰刀沿着导针钻孔建立筒状植骨通道，并观察导针的位置。

　e. 准备移植的腓骨块，并根据植骨通道使用磨钻进行塑形，在正侧位透视下，将植骨块插入，夯实，并确定位置合适。

　f. 选择一个大小合适的 L4 ～ L5 椎间融合器，并用 L4 ～ L5 间隙磨出骨进行充分植骨，定位置入并原位螺钉固定，使 L4 ～ L5 融合器植入后在 L5 平面阻挡支撑植入的腓骨块。

g. 逐层缝合后变换体位为俯卧位，准备下一步手术，应避免不必要的腹部压迫，同时注意恢复腰椎前凸。

2. 在机器人导航辅助下的后路经皮脊柱融合术（图 19.3）

a. 于两侧髂后上棘（PSIS）分别作 5～7mm 的切口，随后分别打入一枚 Steinman 针，左侧安装导航接收器，右侧连接手术机器人。Steinman 针置入时应确保正确朝向尾侧垂直，以避免影响下一步的螺钉置入。接下来安装和注册机器人导航系统，并保证充分的透视和机器人臂活动空间。这时有条件者可采用术中 CT 或 O 型臂透视，保证理想的精准置入螺钉。

b. 用机器人软件设计钉道时应注意：

i. 设计 L5/S1 钉道时避开腓骨植骨块；

ii. 避免损伤 L3/4 关节突关节；

iii. 确保钉尾在一条直线上，以便经皮放置连接棒。

c. 推荐应用 S2Ai 螺钉固定，用机器人规划钉道并在皮肤上标记置钉处，作一小切口——接近骶骨水平中线，安装软组织扩张器后，在 S2AI 螺钉入点钻孔，入口理想位置是 S1 背孔下侧 1mm 和外侧 1mm[17, 20]，用高速钻头从骶骨钻至骶髂关节到达髂骨，并安装椎弓根复位套管和克氏针，同法在对侧操作。

d. 下一步，用机器人导航规划出 L5～S1 钉道，同时做皮肤切口，安装软组织扩张器，然后根据导航进行钻孔，钉道由 S1 椎弓根开始略偏向中线并且穿过 L5～S1 间隙止于 L5 椎体。置入克氏针，同法处理对侧。

e. 在 L4 椎弓根内制备钉道并置入克氏针，在拧入螺钉前使用 C 型臂透视为宜，以确认 6 枚克氏针位置的准确性。

f. 在 S2Ai 节段依次置入粗孔径螺钉，按照上述顺序进行操作，并通过机器人导航软件辅助选择合适直径和长度的螺钉，并且在拧入螺钉前再次透视，确保内固定位置的准确性。

g. 放置连接棒可能比较棘手，这取决于某些 HGS 病人固有的节段性后凸。利用导航和机器人软件观察所需结构，有利于确定连接棒最佳长度、曲度及安装位置。在连接棒长度的选择时，注意其头端不宜超过 L4 的螺钉头侧，以保证 L3/4 关节的完整性，同时 S2 翼水平避免压迫皮肤。

h. 应用扭力扳手进行螺钉尾帽拧紧，根据显露程度进行后路去皮质自体骨移植以助融合，尽量按层次仔细逐层缝合伤口。

机器人导航的优势

据统计，腰椎滑脱发病率约为 4% ～ 8%[21]，而 HGS 仅占滑脱患者的 1%，却有着更为严重的并发症[12]。即使在大的脊柱中心，在腰椎滑脱患者中 HGS 病人也占不到 1/5[22]。HGS 的治疗方法多种多样，具体治疗方案通常根据个体情况而定[12]。因此，大多数脊柱外科医生对于 HGS 的手术治疗经验也十分有限，尤其是对于这种"不寻常"的经椎间盘 L5 ～ S1 钉道规划，这更增加了徒手置钉的难度。此外，HGS 患者的骨解剖结构常发育不良甚至畸形，其原因多为晚期节段性畸形和或先前手术治疗的失败。对于此类患者，采用常规 X 线片确定解剖结构通常是不可行的，而识别这些结构需要广泛暴露后路解剖结构，又可能会导致椎旁肌萎缩，出现长期慢性腰痛。如果经皮进行操作，采用 C 型臂对患者进行多次正侧位透视，经过狭窄的空间而且需要避开重要周围血管结构置入内固定，患者和医生都将受到超剂量的辐射。即使制备好钉道，徒手探针确定钉道的安全性也不能得到充分保证，这主要是因为 L5 ～ S1 穿间隙螺钉、S2Ai 螺钉需要穿过关节间隙。

如今，机器人导航手术系统通过为医生提供实时影像导航可以解决上述难题[7, 23]。基于三维影像的机器人导航系统具有许多明显优势，包括几何精度提高，入路口精确定位，钉道方向和长度准确以及便于置入路径复杂的螺钉且辐射量小等。机器人可以无限重复操作，具备完美记忆力，不会出现术者长时间操作产生的疲劳[9]。72 例应用机器人进行微创融合的轻度腰椎滑脱病人术后 1 年随访显示，未发现有内固定螺钉需要翻修的病例，也没有从微创转为开放手术病例[24]。目前还未发现有 HGS 病人机器人辅助手术后出现并发症的相应报道，机器人辅助下 S2Ai 的手术精确度在 95% ～ 100%，未发现机器人操作与任何并发症相关联（表 19.1）[7, 9, 23, 25–27]。内固定位置精准有否与手术效果直接相关。最近一项前瞻性多中心随机对照临床试验研究中期报告显示，相比于传统手术方式，机器人辅助手术并发症减少了 5 成，再翻修率减少了 7 成[28]。一项综述和 meta 分析显示，在融合术后因螺钉错位需要翻修的病例中，徒手手术数量是机器人辅助手术数量的 8 倍（OR=8.1，95% CI 2 ～ 33.3；$P < 0.001$）[24]。

总之，术中实时图像导航和机器人辅助使得反式 Bohlmann 技术操作更加便捷，在确保内固定置入高精度的同时，降低了与手术操作相关的并发症。值得注意的是，任何机器人导航辅助下手术的成功，离不开机器人的强大功能和脊柱医师的判断、经

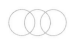
验和随机应变的紧密结合[9]。

表 19.1　当前文献回顾，总结了截至 2019 年 7 月发表的关于机器人辅助下 S2Ai 螺钉置入
治疗 ASD 及相关脊柱疾病的安全性和准确性的文章

作者（年）	研究设计	患者数量、螺钉数目、机器人类型	准确性评估	安全性评估	可行性评估
Bederman 等（2017）[23]	回顾性病例分析	14 例患者；31 颗 S2Ai 螺钉；Mazor Renaissance®	术后 X 线片和 CT；准确率为 45.2%；G&R A 型 10 颗失败（32.2%），B 型 1 颗（3.2%），C 型 6 颗（19.4%）	未发生与 S2Ai 置钉相关的并发症	使用螺钉模拟软件困难，仅限于 60mm 的螺钉。由于超过了机器人钻能力（28mm），需要手动探测所有螺钉深度
Hyun 等（2017）[26]	回顾性病例分析	4 例患者；8 颗 S2Ai 螺钉；Mazor Renaissance®	术后 CT 检查，准确率为 100%	未发生与 S2Ai 置钉相关的并发症	术中未出现任何困难
Hu 和 Lieberman（2017）[25]	回顾性病例分析	18 例患者；35 颗 S2Ai 螺钉；Mazor Renaissance®	术后 CT 检查，准确率为 100%	N/A	术中未出现任何困难
Laratta 等（2018）[7]	回顾性病例分析	23 例患者；46 颗 S2Ai 螺钉；Mazor Renaissance®	术中 O 型臂（CT）；准确率为 95.7%	未发生与 S2Ai 置钉相关的并发症	所有计划螺丝钉都置入了。没有报告、困难
Shillingford 等（2018）[27]	回顾性队列研究	68 例患者（105 颗 S2Ai 螺钉）；23 例机器人手术（46 颗 S2Ai 螺钉）；28 例徒手手术（59 颗 S2Ai 螺钉）；Mazor Renaissance®	术中 O 型臂（CT）；机器人准确率95.7%（2 颗误置），徒手组准确率 91.5%（5 颗误置；P=0.463）	两组患者均未发生与 S2Ai 置钉相关的血管神经损伤、腹部并发症	N/A

缩写：G&R：Gertzbein-Robbins 标准；N/A：未提及。

参考文献

1. Meyerding HW. Spondylolisthesis: surgical treatment and results. J Bone Joint Surg Am. 1943;25:65–77.

2. Kasliwal MK, Smith JS, Kanter A, Chen CJ, Mummaneni PV, Hart RA, et al. Management of high-grade spondylolisthesis. Neurosurg Clin N Am. 2013;24（2）:275–91.

3. Bohlman HH, Cook SS. One-stage decompression and posterolateral and interbody fusion for lumbosacral spondyloptosis through a posterior approach. Report of two cases. J Bone Joint Surg Am. 1982;64（3）:415–8.

4. De la Garza Ramos R, Nakhla J, Sciubba DM, Yassari R Iliac screw versus S2 alar-iliac screw fixation in adults: a meta-analysis. J Neurosurg Spine. 2018;30（2）:253-8.

5. Minamide A, Akamaru T, Yoon ST, Tamaki T, Rhee JM, Hutton WC. Transdiscal L5-S1 screws for the fixation of isthmic spondylolisthesis: a biomechanical evaluation. J Spinal Disord Tech. 2003;16（2）:144-9.

6. Delgado-Fernandez J, Pulido P, Garcia-Pallero MA, Blasco G, Frade-Porto N, Sola RG. Image guidance in transdiscal fixation for high-grade spondylolisthesis in adults with cor-rect spinal balance. Neurosurg Focus. 2018;44（1）:E9.

7. Laratta JL, Shillingford JN, Lombardi JM, Alrabaa RG, Benkli B, Fischer C, et al. Accuracy of S2 alar-iliac screw placement under robotic guidance. Spine Deform. 2018;6（2）:130-6.

8. Tian NF, Huang QS, Zhou P, Zhou Y, Wu RK, Lou Y, et al. Pedicle screw insertion accu-racy with different assisted methods: a systematic review and meta-analysis of comparative studies. Eur Spine J. 2011;20（6）:846-59.

9. Stienen MN, Veeravagu A. Robotic assisted correction of adult spinal deformity In: Veeravagu A, Wang MY, editors. Robotic and Navigated Spine Surgery: Elsevier（in press）; 2020.

10. Bradford DS, Boachie-Adjei O. Treatment of severe spondylolisthesis by anterior and pos-terior reduction and stabilization. A long-term follow-up study. J Bone Joint Surg Am. 1990;72(7):1060-66.

11. Petraco DM, Spivak JM, Cappadona JG, Kummer FJ, Neuwirth MG. An anatomic evaluation of L5 nerve stretch in spondylolisthesis reduction. Spine（Phila Pa 1976）. 1996;21（10）:1133-8; discussion 9.

12. Passias PG, Poorman CE, Yang S, Boniello AJ, Jalai CM, Worley N, et al. Surgical treat-ment strategies for high-grade spondylolisthesis: a systematic review. Int J Spine Surg. 2015;9:50.

13. Martikos K, Greggi T, Faldini C. High grade isthmic spondylolisthesis; can reduction always re-align the unbalanced pelvis? BMC Musculoskelet Disord. 2019;20（1）:499.

14. Abdu WA, Wilber RG, Emery SE. Pedicular transvertebral screw fixation of the lumbo-sacral spine in spondylolisthesis. A new technique for stabilization. Spine（Phila Pa 1976）. 1994;19（6）:710-5.

15. Rodriguez-Olaverri JC, Zimick NC, Merola A, Vicente J, Rodriguez J, Tabuenca A, et al.Comparing the clinical and radiological outcomes of pedicular transvertebral screw fixa-tion of the lumbosacral spine in spondylolisthesis versus unilateral transforaminal lumbar interbody fusion（TLIF）with posterior fixation using anterior cages. Spine（Phila Pa 1976）. 2008;33（18）:1977-81.

16. Boachie-Adjei O, Do T, Rawlins BA. Partial lumbosacral kyphosis reduction, decompres-sion, and posterior lumbosacral transfixation in high-grade isthmic spondylolisthesis: clinical and radiographic results in six patients. Spine（Phila Pa 1976）. 2002;27（6）:E161-8.

17. Chang TL, Sponseller PD, Kebaish KM, Fishman EK. Low profile pelvic fixation: anatomic parameters for sacral alar-iliac fixation versus traditional iliac fixation. Spine（Phila Pa 1976）. 2009;34（5）:436-40.

18. Elder BD, Ishida W, Lo SL, Holmes C, Goodwin CR, Kosztowski TA, et al. Use of S2-alar-iliac screws associated with less complications than iliac screws in adult lumbosacropelvic fixation. Spine（Phila Pa 1976）. 2017;42（3）:E142-9.

19. Ishida W, Elder BD, Holmes C, Goodwin CR, Lo SF, Kosztowski TA, et al. S2-Alar-iliac screws are associated with lower rate of symptomatic screw prominence than iliac screws: radiographic analysis of minimal distance from screw head to skin. World Neurosurg. 2016;93:253-60.

20. O'Brien JR, Yu WD, Bhatnagar R, Sponseller P, Kebaish KM. An anatomic study of the S2 iliac technique for lumbopelvic screw placement. Spine（Phila Pa 1976）. 2009;34（12）:E439-42.

21. Transfeldt EE, Mehbod AA. Evidence-based medicine analysis of isthmic spondylolisthe- sis treatment including reduction versus fusion in situ for high-grade slips. Spine （Phila Pa 1976）. 2007;32（19 Suppl）:S126-9.

22. Ho AL, Varshneya K, Medress ZA, Pendharkar AV, Sussman ES, Cheng I, et al. Grade II spondylolisthesis: reverse Bohlman procedure with transdiscal S1-L5 and S2 alar iliac screws placed with robotic guidance. World Neurosurg. 2019;132:421-8 e1.

23. Bederman SS, Hahn P, Colin V, Kiester PD, Bhatia NN. Robotic guidance for S2-alar-iliac screws in spinal deformity correction. Clin Spine Surg. 2017;30（1）:E49-53.

24. Schroder ML, Staartjes VE. Revisions for screw malposition and clinical outcomes after robot-guided lumbar fusion for spondylolisthesis. Neurosurg Focus. 2017;42（5）:E12.

25. Hu X, Lieberman IH. Robotic-guided sacro-pelvic fixation using S2 alar-iliac screws: feasi- bility and accuracy. Eur Spine J. 2017;26（3）:720-5.

26. Hyun SJ, Kim KJ, Jahng TA. S2 alar iliac screw placement under robotic guidance for adult spinal deformity patients: technical note. Eur Spine J. 2017;26（8）:2198-203.

27. Shillingford JN, Laratta JL, Park PJ, Lombardi JM, Tuchman A, Saifi C, et al. Human versus robot: a propensity-matched analysis of the accuracy of free hand versus robotic guidance for placement of S2 Alar-iliac（S2AI）screws. Spine（Phila Pa 1976）. 2018;43（21）:E1297-304.

28. NASS News: Mazor Robotics Presents First Prospective Study of Robotic-Guided Spine Surgery: ODT; 2017 Available from: https://www.odtmag.com/contents/view_breaking-news/2017-10-25/nass-news-mazor-robotics-presents-first-prospective-study-of-robotic- guided-spine-surgery.